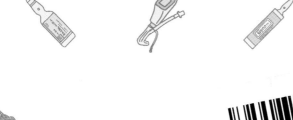

JN011083

オペナースの疑問、

3分で解説します！

吉田 圭佑 著
会津中央病院 麻酔科

MC メディカ出版

まえがき

　本書は、私が勤務する手術室で、なんとなく疑問に思ったことを気軽に投稿できるポストを設置し、手術室看護師（オペナース）の方々のおもに麻酔・手術室全般に関する日々の疑問を解決するという企画を、1冊にまとめたものです。

　手術室は、病院のなかでも特別なところです。日中だけでなく、世間が寝静まった夜中にさえ、手術室には電気がついています。そんな手術室は急性期医療の要（かなめ）であり、病棟や外来よりもダイナミックな変化が起こりやすいところです。外来や病棟では、お腹を開けたり、血管を遮断したりする場面は滅多にありません。それだけ手術室は、専門的でかつ幅広い知識や経験が必要な場所といえるでしょう。

　また、手術室には老若男女、さまざまな患者さんが来ます。ある部屋では90歳の高齢者の大腿骨頸部骨折の手術が行われ、そのすぐ隣の部屋では、帝王切開で産まれた生後0日の赤ちゃんが蘇生処置を受けています。さらにその隣では、50代の男性が弓部置換術（トータルアーチ）の真っ最中なんてこともあります。こんな環境は、ほかの部署にはないでしょう。

　手術室の医療スタッフも多様です。看護師はもちろん、各外科系の医師、麻酔科医、臨床工学技士、医療機器メーカーの方も来ます。輸血部や検査部、各病棟や外来との連携も必要です。そのなかでもオペナースの活躍はひときわ重要です。

　オペナースは、日々の手術室の環境整備から、器械出し、そして麻酔介助、術前訪問などなど、多様な仕事をこなしています。その忙しい毎日のなかで、「ふと疑問に思ったこと」や「なんとなく気になったこと」を解決する機会がないままになっていることがあるかもしれません。

1人が疑問に思っていることは、ほかの人も疑問に思っているかもしれません。オペナースから集めた現場の疑問に回答していく本書が、安全な周術期管理に、みなさんの日々の業務に、ほんの少しでもお役に立てばうれしい限りです。

2021年5月

吉田圭佑

本書の構成

　本書は、オペナースから集めた疑問に1つずつ回答しています。ある程度テーマごとに分類していますが、どこから読み始めても問題ないようになっています。目次を参考に、まずは気になる質問から読み始めていただければと思います。

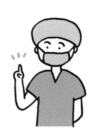

オペナースの疑問

3分で解説します！

Contents

まえがき 2

第1章　麻酔導入／覚醒はチームプレー

Q01　麻酔導入時の介助をするときのポイントはなんですか？ 10

Q02　末梢ラインを複数確保するのはどんなときですか？ 12

Q03　末梢ラインを確保するときのコツを教えてください。 14

Q04　動脈ライン（Aライン）はどんなときに入れますか？　Aラインを
　　　全身麻酔導入の前にとることがあるのはなぜですか？ 18

Q05　手と足の2か所にAラインをとることがあるのはなぜですか？ 21

Q06　どんなときにCVを入れますか？　CVPってなんですか？ 24

Q07　どんな場合に胃管を入れますか？　注意点はありますか？ 27

Column 01　マーゲンゾンデ？　NGチューブ？ 30

Q08　カプノグラムの見かたを教えてください。 31

Q09 挿管するときにラリンジアルマスクを使うときがあるのは
なぜですか？ ……………………………………………………………… 34

Q10 麻酔科医から「フルストマックだから気をつけて」と言われました。
なにに気をつければよいのですか？ ………………………… 37

Q11 抜管するときの注意点を教えてください。 …………………… 42

Q12 吸引抜管する場合と加圧抜管をする場合がありますが、
それぞれのメリット・デメリットを教えてください。 ………… 45

Q13 小児の麻酔導入、覚醒のときのポイントはなんですか？ ………… 49

第2章 これまで教えてもらえなかった
薬剤・輸液・輸血の話

Q14 セボフルランとデスフルランの違いはなんですか？ …………… 54

Q15 全身麻酔で吸入麻酔薬を使うときと使わないときがあるのは
なぜですか？ ……………………………………………………………… 57

Q16 麻酔導入に使用する鎮静薬は、どのように使い分けていますか？ 61

Q17 フェンタニルとレミフェンタニルの違いはなんですか？ ………… 66

Q18 エフェドリンとフェニレフリン（ネオシネジン）の
違いはなんですか？ …………………………………………………… 69

Q19 ニコランジル（シグマート®）はどのような患者さんに
使用しますか？ ………………………………………………………… 72

Q20 不整脈のときに使うベラパミル、ランジオロール、エスモロール、
ATP、リドカインなどの薬剤について教えてください。 ………… 74

Q21 薬剤を希釈するのに注射用水、生理食塩水、5％グルコース液
などを使いますが、どう使い分けているのですか？ …………… 78

Column 02 よいラベル、悪いラベル …………………………… 80

Q22 手術によって使う抗菌薬が違うのはなぜですか？
セファゾリンが多いみたいですが…… ………………………… 82

Q23 輸液の速度はどうやって決めているのですか？ ………………… 85

Q24 晶質液と膠質液ってなんですか？ ボルベン®やアルブミン製剤は
どんなときに使いますか？ ………………………………… 89

Q25 輸血するときの注意点を教えてください。 ……………… 92

Q26 赤血球（RBC）を輸血するタイミングはどうやって決めていますか？
注意点はありますか？ ………………………………… 95

Q27 新鮮凍結血漿（FFP）を投与するのはどんなときですか？
注意点はありますか？ ………………………………… 98

Q28 血小板濃厚液（PC）を投与するのはどんなときですか？
注意点はありますか？ ………………………………… 102

Q29 輸血しているときにカルシウムを補充することがあるのは
なぜですか？ ………………………………………… 104

Q30 セルセーバーはどんなときに使いますか？ どんなしくみに
なっていますか？ …………………………………… 106

　　Column 03 業界用語 …………………………………… 108

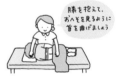

膝を抱えて、
おへそを見るように
首を曲げましょう

第3章 今アツい、区域麻酔

Q31 脊髄くも膜下麻酔と硬膜外麻酔の違いを教えてください。 …… 112

Q32 脊髄くも膜下麻酔や硬膜外麻酔の介助時の注意点はありますか？
患者さんにどんな声かけをすればよいですか？ ………… 116

Q33 脊髄くも膜下麻酔で使うマーカイン®は、高比重と等比重を
どう使い分けていますか？ …………………………… 118

Q34 帝王切開のときに、脊髄くも膜下麻酔にフェンタニルやモルヒネを
加えることがあるのはなぜですか？ …………………… 120

Q35 脊髄くも膜下麻酔、硬膜外麻酔、神経ブロック、局所麻酔は、
それぞれどのくらいの時間、効果が続きますか？ ……… 124

Q36 神経ブロックのよいところはなんですか？ ……………… 127

Q37 神経ブロックを介助するときの注意点はなんですか？ …… 130

Q38 上肢に行う神経ブロックについて教えてください。 ……… 134

Q39 下肢に行う神経ブロックについて教えてください。 ………… 137

Q40 体幹に行う神経ブロックについて教えてください。 ………… 140

Q41 局所麻酔の手術のときの注意点はありますか？ 自科麻酔で
麻酔科医がいないときの看護のポイントを教えてください。 …… 144

Column 04 各科のイメージ ………… 146

第4章 緊急事態を乗りきろう

Q42 緊急事態が発生したときの心得を教えてください。優先順位や
準備するべきものを教えてください。 ………… 150

Q43 アナフィラキシーが起きたときの対応を教えてください。 ………… 155

Q44 大量出血が起きたときの対応を教えてください。 ………… 158

Q45 気道確保困難が起きたときの対応を教えてください。 ………… 161

Q46 危険な不整脈が起きたときの対応を教えてください。 ………… 165

Column 05 よい麻酔科医とは？ ………… 170

第5章 デキるオペナースになるために

Q47 糖尿病がある患者さんの注意点はなんですか？ ………… 172

Q48 喘息やCOPDなど呼吸器疾患がある患者さんの注意点は
なんですか？ ………… 175

Q49 血液透析をしている患者さんの注意点はなんですか？ ………… 178

Q50 感染症（HBV、HCV、HIV、結核など）がある場合、どんな対策が
必要ですか？ ………… 181

Q51 病棟ナースとの申し送りのポイントはなんですか？ ………… 184

Q52 筋弛緩モニターについて教えてください。TOFってなんですか？ 187

Q53 BISってなんですか？ BISの値はどのくらいがよいですか？ …… 190

Q54 肺動脈カテーテルってなんですか？ どういうときに入れますか？ 192

Q55 フロートラックってなんですか？　どんなときに使いますか？ …… 196

Q56 人工呼吸器について教えてください。 ……………………… 199

Q57 PEEPってなんですか？ ……………………………………… 202
　　　ビープ

Q58 分離肺換気についてわかりやすく教えてください。 ………… 205

Q59 アシドーシスとアルカローシスについてわかりやすく
　　　教えてください。 ……………………………………………… 209

Q60 体位変換時の注意点を教えてください。 ……………………… 212

Q61 手術中に体温が下がるのはなぜですか？　看護師はなにを
　　　すべきでしょうか？ …………………………………………… 215

Q62 研修医が麻酔管理をしているときに、いつもと違うことが
　　　起きたときはどうしたらよいでしょうか？ ………………… 218

Q63 心臓外科の手術に入るときに緊張するのですが…… ……… 220

Q64 人工心肺についてわかりやすく教えてください。 ………… 223

　Column 06　人工心肺の歴史 ……………………………… 228

Q65 ACTってなんですか？ …………………………………… 229

Q66 心臓外科手術の人工心肺中に低体温にするのはなぜですか？ 231

Q67 帝王切開術のときの注意点を教えてください。 ……………… 233

Q68 どんなときに麻酔科医としてやりがいを感じますか？ ……… 236

索引 …………………………………………………………………… 238

著者紹介 ……………………………………………………………… 243

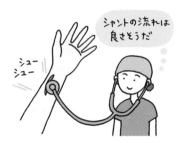

シャントの流れは
良さそうだ

シュー
シュー

第1章

麻酔導入／
覚醒は
チームプレー

麻酔導入時の介助をするときの
ポイントはなんですか?

患者さんと麻酔科医、どちらもサポートできるのは
オペナース!

麻酔導入時のオペナースの役割はとても重要です。手術室ではたらいていると忘れてしまいがちなことですが、私たち手術室スタッフにとってはいくつもある手術の一つでも、手術を受ける患者さんにとっては、人生のなかでも大きなイベントの一つでしょう。そのため、入眠する前の患者さんは不安を抱き、緊張状態にあることがほとんどです。患者さんが手術室にいる間の精神面のサポートは、手術室のプロであるオペナースの大事な仕事です。適切な声かけをしながら準備を進めましょう。

もう一つのポイントは、安全な麻酔導入ができるようにサポートすることです。これは麻酔科医だけでは実現できません。オペナースの適切なサポートがあってこその安全な麻酔導入です。

手術室では毎日がコードブルー!?

ここで、一般的な全身麻酔の導入を考えてみましょう。プロポフォール、レミフェンタニル、ロクロニウムなどの麻酔薬が投与された後は、患者さんの呼吸は止まり、意識レベルも JCS（Japan Coma Scale）300 の状態になります。もちろんこれは麻酔によって人為的に作り出された状況ですが、この状態が意図せず病棟で発生した場合には、コードブルーして蘇生を始めるような超緊急事態の急変（!）ですよね。

でも、この状況が手術室で起きても、オペナースは別に慌てませんよね。

では、この人為的に作り出された超緊急事態の急変に、どのように対応すれば安全な麻酔導入になるのかを考えていきましょう。

いつも優先すべきは Airway

「ABCDE アプローチ」という言葉を聞いたことがあるでしょうか。これは緊急事態や救急の現場で蘇生を行うときに重要な順番を示したワードで、「なにはともあれ A が大事ですよ」ということです。

この A は Airway（気道）を意味していて、麻酔の導入時も Airway、つまり気道確保がいちばん大事ということです。そのため、麻酔導入時はオペナースも気道確保ができることを最優先に行動しましょう。具体的には、マスク換気が問題なく行われていること、もしくは気管挿管やラリンジアルマスクによる気道確保が問題なくできることがいちばんの目標になります。麻酔科医も、患者さんが入眠した後のマスク換気の最初のひと押しが問題なくできたときは、ほっとします。

気道確保ができていないうちに、手術の準備を始めたり、尿道カテーテルの挿入を始めたりするのは、手術室のプロらしくありません。気道確保ができたことを確認してから、次の行動に移りましょう。

◆ ◆ ◆

まとめると、麻酔導入時の介助のポイントは、患者さんの精神面のサポートと、気道確保を最優先とした行動の 2 点です。毎日のように（人為的に作り出された）超緊急事態の急変が目の前で発生している手術室ではたらくオペナースは、非常に専門的なことをやっている（もしくは求められている）のです。1 つずつ知識と経験値を増やしながら、手術室みんなで安全な麻酔導入を目指していきましょう。

参考文献

1) 日本外傷学会外傷初期診療ガイドライン改訂第 5 版編集委員会ほか編，"初期診療総論"，改訂第 5 版 外傷初期診療ガイドライン JATEC．東京，へるす出版，2016，1-3．

末梢ラインを複数確保するのは
どんなときですか？

　末梢静脈ラインを 1 本でやる手術と、2 本以上でやる手術がありますよね。麻酔科医はラインを何本とるかをどうやって決めているか、お話しします。

大出血が起きたときに 1 本のラインでは心細い……

　末梢ラインを複数確保するいちばんの理由は、<u>手術中に予想される出血の量が多いとき</u>です。「予想出血量が○ mL 以上のときはもう 1 本ラインをとる！」といった厳密な目安はありませんが、成人では 500 mL 以上の出血、小児では 7 mL/kg 以上の出血がだいたいの目安になるでしょうか（**例** 体重 10 kg の子どもでは、70 mL 以上の出血）。<u>予想出血量が多い場合は、輸液や輸血が必要になる可能性が高いため、太い静脈ラインが必要になる</u>ということです。

　これはだいたいの目安であり、もともと貧血があり輸血をする可能性が高い場合などは、500 mL より少ない見込みでも、もう 1 つのラインをとることも多いです。もちろん、施設の状況や担当麻酔科医の判断にもよりますけどね。

　太い静脈ラインといいましたが、できれば 20G 以上がよいでしょう。点滴ラインを全開にしたときに入る輸液の量は、太い留置針であるほど短時間でたくさん入ります。太さ（留置針の径）が 2 倍になると、同じ時間で約 16 倍の量の輸液が入ります。<u>大出血が起きたときは短時間でたくさんの輸液や輸血をする必要があるので、できるだけ太いラインがほしい</u>ということです。全身麻酔の場合、2 本目のラインは眠ってからとること

が多いと思いますので、18G や 16G など太いラインをとることもあります。

より大出血の可能性がある場合は 3 本目のラインをとることもあり、たとえば、癒着胎盤の帝王切開（10,000 mL 以上出血することもあります）では、私は 18G 以上の末梢ラインを 3 本確保するようにしています。

2 本目のラインをとる、そのほかの理由

ほかにも、2 本目のラインをとる場合がいくつかあります。

- 1 本目のラインは一定の速度で滴下し、2 本目のラインは出血量などに合わせて速度を調節したいとき。複数のラインそれぞれに役割（薬剤投与用のラインと、輸液／輸血用のライン）を分担したい場合ですね。
- ほかの薬剤と混ぜないで投与したほうがよい薬剤を使っているとき。たとえば、カルペリチド（ハンプ®）やダントロレン（ダントリウム®）などは、ほかの薬剤と混ざらないほうがよいので、その薬剤専用のラインをとることが多いです。

◆ ◆ ◆

たかが末梢ライン、されど末梢ライン。大出血したときに頼れるのは、滴下が良好な太い静脈ラインです。1 本目の末梢静脈ラインの滴下の様子を見て、「こいつ 1 本で今日の手術いけるのか……？ 頼りないからもう 1 本とっておくか……」となることもたまにあります。手術室に入室した後、急にもう 1 本ラインを確保することになったときは、サポートのほどよろしくお願いいたします。
（麻酔科医からのお願い）

参考文献

1) 世界保健機関. WHO 安全な手術のためのガイドライン 2009. 日本麻酔科学会訳. 2015, 32-4.
2) Sumigama, S. et al. Placenta previa increta/percreta in Japan: a retrospective study of ultrasound findings, management and clinical course. J Obstet Gynaecol Res. 33 (5), 2007, 606-11.

末梢ラインを確保するときのコツを教えてください。

オペナースも、末梢静脈ラインを確保する機会はあると思いますが、病棟や外来のナースよりは機会が少ないでしょうか。とくに新人オペナースは、「なかなか血管に当たらない」「血管には当たったがカニューレ（外筒）がうまく進まない」といった悩みがあるようです。ここでは、私が普段意識していることをご紹介したいと思います。

針を刺す前から勝負は始まっている！

1 いちばんは、よい血管を選ぶこと

よい血管とは、太くて、まっすぐで、駆血帯を巻いたときに盛り上がっているような静脈のことです。細くて曲がっている血管は、むずかしいことが多いです。ほどよい強さで駆血して、よい血管を探しましょう。なかなか血管が出てこない患者さんには、腕をだらんと下げた状態で駆血するのもコツです。血液を腕にためるようなイメージですね。ここで、血管を選ぶときの注意点ですが、手首の橈側（親指側）付近は神経損傷のリスクがあるので、ここによい血管があってもなるべく穿刺しないようにしましょう。

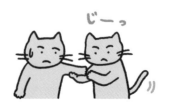

穿刺を避けるべき部分

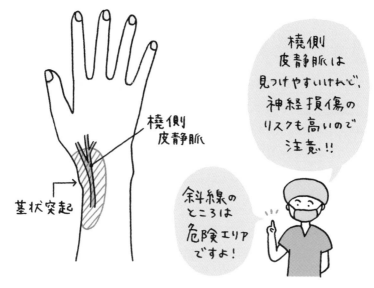

橈側皮静脈

茎状突起

橈側皮静脈は見つけやすいけれど、神経損傷のリスクも高いので注意!!

斜線のところは危険エリアですよ!

2 中枢側から末梢側に向けてアルコール綿で消毒する

末梢側から中枢側に拭くと、せっかく血管に血液が充満していたのに、血液が中枢側に流れていってしまって、血管が潰れてしまうような気がしています（これ、根拠はあまりないのですが、静脈は弁があるので、中枢側から末梢側には血液が流れにくいはずだと思って、私はやっています）。

3 針の持ち方のコツ

平らなところにおいた針を、上から親指と中指で持つのがおすすめです。そして、血管に針が当たった後は、あいている人差し指でカニューレを進めるとスムーズですね。穿刺する前に、その持ち方でうまくできそうか、1回リハーサルしてみるとよいでしょう。

いよいよ針を刺そう！

4 穿刺するときのコツ

　穿刺する場所は、最終的に<u>カニューレ（留置針の外筒）がどのように入るかを考えて</u>刺します。いちばんよい場所のど真ん中に刺すのではなく、その少し末梢から刺すと、ちょうどよい場所にカニューレが入ります。そして、丁寧さは大事ですが、慎重になりすぎてゆっくり刺すと血管が逃げることがあります。<u>目標を決めたら、えいっと刺しましょう。</u>

留置針の先端

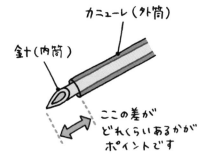

カニューレ（外筒）

針（内筒）

ここの差が
どれくらいあるかが
ポイントです

逆流しても、この差の分だけ
さらに進めないと、うまくカ
ニューレが進みません。

5 カニューレ（外筒）を進めるときのコツ

　<u>針が血管に当たって血液が逆流してきたら、全体を 1 mm ほど進めます。</u>ここは太い針ほど多めに進め、細い針のときはあまり進める必要はありません。刺入前に、留置針の先端とカニューレの差がどのくらいあるかを見ておくとよいです。そして、全体を 1 mm 程度進めても血液が逆流してくることを確認し、そーっとカニューレを進めます。

◆　◆

　手術室では、患者さんが入眠した後に末梢静脈ラインをとることも多いので、新人のオペナースにとっては、病棟や外来よりもプレッシャーを感じにくくよい環境です。手術室で成功体験を積み重ねながら、静脈ラインを確保する腕を上げてください。上手になることは、患者さんの負担を減らすためにとても大事なことです。自分が点滴されるとしたら、やっぱり上手な人にやってもらいたいですものね。

参考文献

1）奥田泰久. 末梢血管穿刺と神経損傷. LiSA. 24（8）, 2017, 746-53.

動脈ライン（Aライン）はどんなときに入れますか？
Aラインを全身麻酔導入の前にとることがあるのはなぜですか？

　Aラインとは、動脈に挿入するラインのことです。動脈（artery）のA_{アーテリー}ですね。Aラインは橈骨動脈に入れることが多いと思います。このAラインを確保する目的は、大きく2つあります。

循環動態の変化をすぐに察知する！

　1つめの理由は、連続的な血圧測定のためです。Aラインによる血圧の測定は、観血的動脈圧測定といいます（マンシェット〔カフ〕による血圧測定は、血が出ないので非観血的血圧測定とよばれます）。心臓1拍ごとの血圧波形が表示されるのが利点です。マンシェットでは、がんばっても1分おきぐらいにしか測定できませんよね。Aラインの波形からは、血圧だけでなく、心臓の収縮の具合や輸液が足りているかなども予想できます。

　では、どんなときに心臓1拍ごとの血圧が知りたいでしょうか。それは、循環動態の変動が大きいと予想されるときや、循環器系に問題がある患者さんの場合などです。麻酔の導入時に血圧が変動する可能性が高いと判断すれば、麻酔導入の前にAラインをとることもあります。たとえば重症の大動脈弁狭窄症の場合や、具合の悪いイレウスで迅速導入（Q10 ☞ p.37）する場合は、麻酔導入のときに急速に血圧が下がりやすく、Aラインを見ながら麻酔導入をしたいときがあります。

　そのほかに、よくある例ではありませんが、マンシェットを巻くところがないとき（両側の上肢の骨折や熱傷など）もAラインで血圧をモニタリングします。

Aラインの波形からは、血圧だけでなく、心臓の収縮具合や輸液が必要そうかなども予測できます。

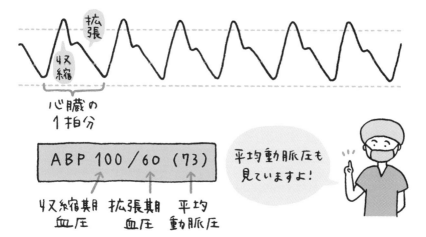

採血のために何度も針を刺すのは……

　２つめの理由は、採血をするためです。Aラインは動脈に入っているので、Aラインから採血した血液を血液ガス分析すれば、酸素化や代謝に関する情報が得られます。もちろんヘモグロビンや血糖値なども測定できます。血液検査をするために何度も針を刺さなくても、Aラインを入れておけば、血液をすぐ採ることができます。そのため、ある程度の出血が予想される手術や、長時間の手術、呼吸状態が悪い患者さんなど、手術中に何回か採血をする予定の場合はAラインを入れることが多いでしょう。

Aラインにも合併症がある

　ここまでみると、Aラインは利点がたくさんあるので、「全員にAラインを入れればいいんじゃないの？」と思うかもしれません。しかし、Aラ

19

インは動脈を穿刺するので挿入に技術が必要ですし、出血や血腫、動脈損傷や感染リスクも、わずかですがあります。圧トランスデューサーや加圧バッグなどの物品準備も必要です。またコネクタがゆるんで外れてしまうと、A ラインから大量に出血するリスクがあり、注意が必要です。

　麻酔科医は一つひとつの症例ごとに、A ラインを挿入することで得られる利点と合併症リスクを天秤にかけ、A ラインを入れるかどうかを判断しています。

参考文献

1）稲田英一編. 麻酔科研修ノート. 改訂第 3 版. 東京, 診断と治療社, 2018, 191-2.
2）Ronald, DM. et al. Basics of Anesthesia. 7ed. Elsevier, 2017, 352-4.

Q 05　手と足の2か所にAラインをとることが あるのはなぜですか?

　足にAラインをとる場合は、足背動脈にとることが多いでしょうか。大腿動脈や後脛骨動脈を使用する場合もあり、これは施設によっても違います。

　この質問は、橈骨動脈だけでなく、「なぜ、足にもAラインをとるのですか?」ということですね。これを考えるために大事なポイントは、①大動脈の解剖を理解すること、②そのAラインがどこの血圧を反映しているかを考えること、の2つです。

手（橈骨動脈）のAラインについて考えてみよう

　手と足の2か所にAラインをとるのは、多くが大動脈の手術の場合です。たとえば、弓部大動脈置換術のときです。大動脈の解剖図を見ながら読んでくださいね。右手にAラインをとった場合、このAラインは腕頭動脈→右鎖骨下動脈の圧を反映しています。つまり橈骨動脈のAラインは大動脈弓から出ている動脈の血圧、もっというと脳血流を反映しているといえます。

　弓部大動脈置換術では、大動脈の遠位側（心臓から遠い側）を吻合する際に、頭にだけ血液を流す時間帯が出てきます。これを「脳分離循環」などといいます。身体に血液が流れていると大動脈からどんどん血液が出てきて吻合できないので、低体温にした後に身体の血流は止めてしまいます（「循環停止」といいます）。さすがに脳の血流が長時間ないと脳がダメージを受けてしまうので、脳にだけは血液を流すのが脳分離循環です。このとき脳の血圧や血流を見るのに、橈骨動脈のAラインが役に立つというわけです。

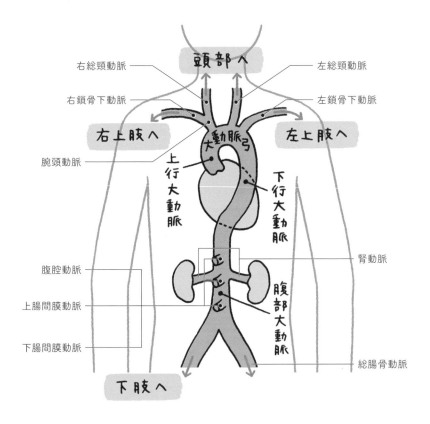

右総頸動脈
左総頸動脈
頭部へ
右鎖骨下動脈
左鎖骨下動脈
右上肢へ
左上肢へ
大動脈弓
腕頭動脈
上行大動脈
下行大動脈
腎動脈
腹腔動脈
上腸間膜動脈
腹部大動脈
下腸間膜動脈
総腸骨動脈
下肢へ

足のＡラインならではの役割がある！

　今度は、足のＡラインを考えてみます。腹部大動脈→総腸骨動脈→そして足の動脈となっているため、足のＡラインは腹部の臓器（肝臓、腸、腎臓など）の血圧を反映しているといえます。弓部大動脈置換術では、大動脈の遠位側を吻合した後、人工心肺から腹部大動脈に送血します。このときに、足のＡラインが腹部臓器の血圧を管理するのに役に立ちます。

手と足の両方に A ラインをとる理由、納得できましたか？

参考文献

1) 関厚一郎ほか "全弓部置換術", 心臓麻酔デビュー. 坪川恒久編. 東京, メディカル・サイエンス・インターナショナル, 2018, 107-16, (LiSA コレクション).

どんなときにCVを入れますか?
CVPってなんですか?

CV とは中心静脈（central venous）カテーテルのことですね。正しくは CVC（カテーテル〔catheter〕の C）ですが、ここではよくよばれているように「CV」とよびますね。CV を入れる理由は、大きく３つあります。

CV は信頼できる輸液ライン！

１つめの理由は、確実な輸液ラインのためです。CV は、たいてい内頸静脈、鎖骨下静脈、大腿静脈に挿入します。太い静脈に確実にカテーテルを入れておくことで、「漏れないライン」として心強いのが CV です。末梢の細い静脈に入っているラインは、たまに漏れてしまったり、滴下しなくなってしまったりということがありますものね。

太い血管に入っている CV の強み

２つめの理由は、細い静脈からは入れられない薬剤などを入れるためです。具体的には、カテコラミン（たとえばノルアドレナリンなど）や、糖の濃度が高い輸液（栄養としての高カロリー輸液など）は、末梢の細い静脈から入れると、静脈炎が発生するリスクがあります。つまり、循環動態の変動が予想されカテコラミンを使用する可能性が高い手術や、長期に食事がとれず高カロリー輸液で栄養を補う必要がある場合などに、CV を挿入します。

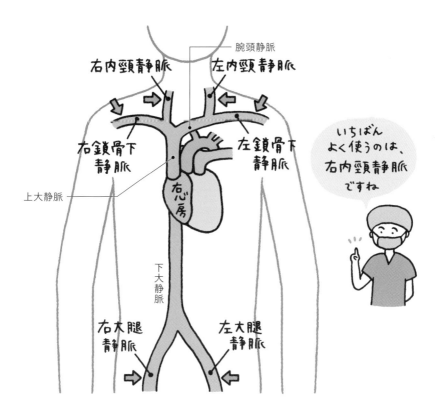

腕頭静脈

右内頸静脈　左内頸静脈

右鎖骨下静脈　左鎖骨下静脈

上大静脈

右心房

いちばん
よく使うのは、
右内頸静脈
ですね

下大静脈

右大腿静脈　左大腿静脈

輸液や薬剤の投与以外にも……

　3つめの理由は、モニタリングのためです。質問に出てきた CVP とは、中心静脈圧（central venous pressure）のことですね。CV に圧センサーを接続すると、中心静脈圧と中心静脈圧波形がモニタリングできます。CVP はたいてい 5 〜 10 mmHg 程度と動脈の血圧よりずっと低い値になります。この CVP が高いとき（およそ 15 mmHg 以上）には、「これ以上の輸液はいらないだろう」などと、輸液の量の参考にもなります。専用の CV カテーテル（エドワーズオキシメトリー CV カテーテル／エドワーズライフサイエンス社）を挿入すれば、中心静脈の酸素飽和度（$ScvO_2$）という

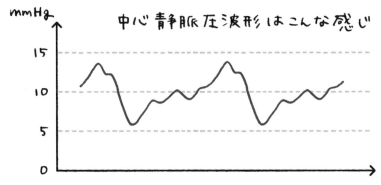

mmHg

中心静脈圧波形はこんな感じ

たいてい 5 ～ 10 mmHg 程度と、動脈の血圧よりずっと低い値になります。

値がわかり、これは循環動態の指標になります。このように CV からいろいろな情報を得ることができます。

　というわけで、CV を入れる理由は「輸液のため」「薬剤投与のため」、そして「モニタリングのため」です。CV には気胸、出血、感染など合併症のリスクもありますが、超音波装置（エコー）を使うことで合併症のリスクを減らしつつ、安全に入れることができるようになりました。オペナースも CV の特徴を把握し、CV 挿入時のサポートができればよいですね。

参考文献

1）Ronald, DM. et al. Basics of Anesthesia. 7ed. Elsevier, 2017, 354-6.
2）石黒芳紀. "血行動態モニタリング". 心臓手術周術期管理. 稲田英一編. 東京, 克誠堂出版, 2015, 74-7.

Q 07 どんな場合に胃管を入れますか？注意点はありますか？

全身麻酔の導入時に、胃管を入れる場合と入れない場合がありますよね。病棟ですでに胃管が入っている場合もありますね。

胃が張っているのは NG！

手術中に胃管を入れる目的は大きく2つあります。1つめは、胃内容物を吸引するためです。お腹の手術（とくに上腹部）では、胃液や空気がたまっていると手術操作がやりにくくなるため、胃管を入れて吸引しておきます。私が麻酔科医になってすぐのころ、麻酔導入時のマスク換気によって胃に空気が入ってしまい、腹腔鏡手術が始まってすぐに外科の先生から「胃に空気が入っているよー」と言われ、慌てて胃管を入れて空気を抜いたことがありました。もちろん手術操作のやりやすさの問題だけでなく、胃内容物が麻酔中や手術中に逆流してくる可能性がある場合にも、誤嚥を防ぐ目的で胃管を挿入します。

もちろん胃管から入れることもできますよね

もう1つは、術後に薬剤や栄養を投与するためです。術後すぐに口から摂取できない場合には、胃管を通じて投与することがあります。栄養チューブ、フィーディングチューブなどともよばれます。

胃管を挿入するときのポイント

　胃管挿入時のポイントですが、全身麻酔の導入後に入れる場合はややむずかしいことがあります。個人的には、気管挿管より胃管を挿入するほうがむずかしいことが多いです。患者さんが起きている場合には、「喉まで管が来たら、ごっくんと飲み込むようにしてくださいね」と言いながら挿入すると、比較的すんなり胃

マギール鉗子

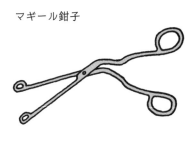

管が入ります。しかし、麻酔導入後は患者さんの協力が得られないため、喉頭鏡やマギール鉗子などを使って胃管を挿入することがあるので、すぐ使えるようにしておきましょう。また胃管を固定する際は、胃管で鼻が圧迫されないように気をつけましょう。全身麻酔中の患者さんはなにも訴えてくれませんからね。

その胃管、ちゃんと胃に入っていますか？

　また、挿入後には正しく胃に挿入されているかを確かめる必要があります。X線写真撮影、胃内容液が吸引できるか、吸引された液体が酸性であるか（pH試験紙を用いる）、胃管に空気を入れたときに腹部で音が聞こえるか、などで確認します。

　胃ではなく気管に挿入されていることに気づかず薬液などを注入してしまうと、肺炎のリスクがありたいへん危険です。全身麻酔を導入後に胃管を挿入した場合は、間違って気管に入ってしまっても、起きている患者さんのように咳き込んだりしないのでとくに注意です。一つの方法だけでなく、複数の方法を組み合わせて確認することが重要です。

　胃や食道の手術の場合には、外科の先生に術野で胃管を触ってもらいな

がら、手術中に胃管の位置をベストポジションに調整しておくこともでき
ますけどね。

参考文献

1) Ronald, DM, ed, Miller's Anesthesia 8ed Elsevier 2014 3149-51.
2) 医療事故調査・支援センター, 一般社団法人日本医療安全調査機構. 栄養剤投与目的に行われた胃管挿入に係る死亡事例の分析. 医療事故の再発防止に向けた提言. 第6号. 2018年9月.

マーゲンゾンデ？　NG チューブ？

　みなさんの施設では、胃管のことをなんとよんでいますか？　「胃管」とよぶことが多いでしょうか。ドイツ語で「マーゲンゾンデ」とよんだり、ドイツ語と英語のブレンドで「マーゲンチューブ」とよんだりする人もいますね。英語の nasogastric tube（経鼻胃管）の頭文字をとって「NGT」といったりもします。どれも同じものを指していますが、申し送りの際などに誤解が生じないように注意してくださいね。やはり日本語で「胃管」とよぶのがいちばんよいのかもしれません。

　申し送りの際は、胃管の挿入長を病棟ナースに伝えるのを忘れずに。

Q 08 カプノグラムの見かたを教えてください。

「カプノグラム」とはなにかわかりますか？　一瞬わからなくても、オペナースならきっと毎日見ている "あれ" です。

カプノグラムとは？

カプノグラムとは、呼気（吐いた息）に含まれている二酸化炭素（CO_2）のモニターです。人の呼気には CO_2 が含まれていますから、CO_2 をモニタリングすれば、換気・呼吸状態のモニターになるよね、というのがカプノグラムです。人工呼吸中だけでなく、マスク換気のときや、自分で呼吸している（自発呼吸）ときも、カプノグラムは有用です。気管挿管が成功したかの確認にも有用です。

パルスオキシメータ VS カプノグラム

パルスオキシメータをつけると、経皮的動脈血酸素飽和度（SpO_2）がわかりますよね。しかし、パルスオキシメータだけでは換気の状態を十分にみることができません。パルスオキシメータを自分につけ、息を止めてみたことがありますか？　がんばって1分くらい息を止めても、SpO_2 はなかなか下がらないことがわかると思います。ということは、しばらく換気がイマイチだったとしても、SpO_2 だけではすぐに異常に気づくことができないんです。しかし、カプノグラムは換気がイマイチとなった直後に変化が出るので、すぐ異常を検知できるのが強みです。

「プラトーはあるか」が合言葉

　カプノグラムの見かたはむずかしくありません。大事なポイントはただ一つ。平らなところがあればOK（正常）ということです。この平らなところを「プラトー」といいますが、プラトーがあれば換気状態は安定しているといえます。ね、簡単でしょう？

　逆にいうと、人工呼吸中やマスク換気のときにプラトーがない場合は、換気が十分にできていないということで、なんらかの対策が必要です。カプノグラムのプラトーがない場合は、2人法（1人がマスクを両手でフィットさせ、もう1人がバッグを押す）で換気する、エアウェイを入れる、ラリンジアルマスクを入れる、気管挿管をする、応援を呼ぶなどの対策が必要です。とくに、カプノグラム波形がまったく出ていない場合は、換気もまったくできていないということを意味しており、緊急事態です。

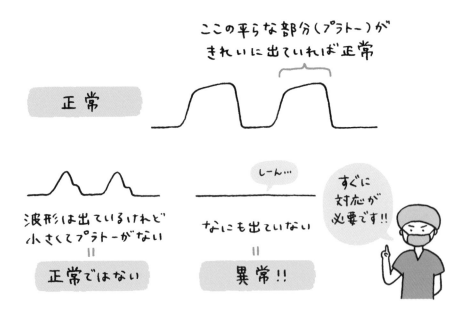

ここの平らな部分（プラトー）が
きれいに出ていれば正常

正常

波形は出ているけれど
小さくてプラトーがない
＝＝
正常ではない

しーん…

なにも出ていない
＝＝
異常!!

すぐに
対応が
必要です!!

　ちなみに自発呼吸のときは、モニタリングの方法によってはカプノグラムのプラトーがきれいに出ないこともあります。

　カプノグラムの見かたのポイントがわかりましたか？　麻酔導入のマスク換気の際、カプノグラムのプラトーがないうちに尿道カテーテルを入れたりし始めるのは NG ですよ。どんなときも、まずは気道、呼吸が大事です。オペナースとして、カプノグラムのプラトーを確認し、換気状態が問題ないことを確認してから、いろいろ準備を進めましょう。

参考文献

1）JSA airway management guideline 2014: to improve the safety of induction of anesthesia. Japanese Society of Anesthesiologists. J Anesth. 28（4）, 2014, 482-93.
2）Ronald, DM. et al. Basics of Anesthesia. 7ed. Elsevier, 2017, 342-7.

挿管するときにラリンジアルマスクを使うときがあるのはなぜですか?

「ラリマ」(ラリンジアルマスク) いろいろ

みなさんの施設では、気管挿管とラリンジアルマスクどちらが多く使われていますか? ラリンジアルマスクとは、声門上器具の一つで、その字のとおり「声門より上の器具」、つまり「気管の中まで入れない」器具です。ラリンジアルマスクにはいろいろなタイプがあり、最近よく使われているi-gel® も声門上器具の一つです。

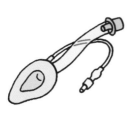

ラリマクラシック

初期のラリンジアルマスク。最近あまり見かけなくなった。

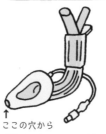

ラリマスプリーム

↑
ここの穴から
胃管を入れることもできる。

直角のタイプ。

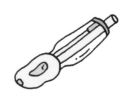

i-gel®

比較的まっすぐのタイプ。カフがないのが特徴。

「声門上器具」と「ラリンジアルマスク」はほぼ同じ意味で使われることも多いので、ここでは明確に区別せず「ラリンジアルマスク」ということで進めますね。

気管挿管 VS ラリンジアルマスク

　私は、患者さんの体格が普通で、仰臥位の手術で、予定時間があまり長くない手術で、腹腔鏡手術でなければ、ラリンジアルマスクを使うことが多いです。この理由を説明するために、気管挿管とラリンジアルマスクの特徴をお話ししますね。

　まず気管挿管ですが、なんといってもいちばんのメリットは確実な気道確保ができることです。気管チューブのカフを膨らませれば、万が一、嘔吐してしまっても胃の内容物が気管に入る（誤嚥性肺炎）のを防ぐことができます。デメリットとしては、気管挿管する際に喉頭鏡などを喉の奥に入れ、気管内にチューブを進める必要がありますが、これがなかなか強い刺激になります（皮膚をメスで切開するよりも強い刺激のようです）。そのため気管挿管する場合は、しっかりと麻酔をする必要があります。

　ラリンジアルマスクは気管内まで挿入しないため、刺激が比較的少なく、筋弛緩薬を使用しなくても挿入できます。手術後の喉の違和感も少ないことが多いです。さらに、マスク換気や気管挿管がむずかしい場合でも、ラリンジアルマスクを挿入できれば危険な状態をしのぐことができるというのも大きなメリットです。

　一方で、確実な気道確保とはいかないため、手術の途中で位置がずれて換気がイマイチになるとか、嘔吐してしまったときに誤嚥性肺炎になるリスクなどが、多少あります。

ラリンジアルマスクの使いどころ

　つまり、誤嚥のリスクがある場合（肥満、フルストマックなど）や長時間の手術、上腹部の手術ではラリンジアルマスクはやや不向きです。しかし誤嚥リスクが少ない場合は、ラリンジアルマスクのメリットを生かすことができます。たとえば、仰臥位で行う四肢の手術などは誤嚥リスクが低く、ラリンジアルマスクに向いています。仰臥位であれば、手術の途中で

多少換気が悪くなってもすぐに対応することができます。

　というわけで、気管挿管とラリンジアルマスク、どちらも一長一短です。麻酔科医は、気管挿管とラリンジアルマスクのメリット・デメリットを天秤にかけながら、それぞれの手術や患者さんに最適なほうを選択しています。オペナースのみなさんもそれぞれの特徴を把握し、どちらの介助もスムーズにできるとよいですね。

Q 10

麻酔科医から「フルストマックだから気をつけて」と言われました。なにに気をつければよいのですか？

フルストマックとは？

フルストマックとは、胃の中にものが入っている状態のことを指します。この場合、なんらかの理由で胃の内容物が逆流し、気管に入ってしまいひどい肺炎（誤嚥性肺炎）になってしまうリスクがあるため注意が必要です。このフルストマックのときに行う麻酔導入方法が迅速導入です。

麻酔の導入は4タイプある

「迅速導入」という言葉が出てきたので、ここで麻酔の導入方法について、簡単にまとめておきます。大きく4種類の方法があります。

1 急速導入 rapid induction

普段、いちばんよく見る導入方法です。末梢静脈ラインから静脈麻酔薬（プロポフォールなど）、オピオイド（フェンタニル、レミフェンタニルなど）を投与し、眠った後にマスク換気をしてから気管挿管をします。

2 緩徐導入 slow induction

マスクを顔にフィットさせ、吸入麻酔薬（セボフルランなど）を吸ってもらい、入眠してから静脈ラインを確保し挿管する方法です。小児などでよく行われます。

3 迅速導入 rapid sequence induction

フルストマックのときに行います。静脈麻酔薬（プロポフォールなど）やオピオイド、筋弛緩薬（ロクロニウムなど）を一気に投与し、マスク換気はしないで挿管する方法です。ひと昔前は、crash induction といわれていました。「シークエンスってなに？」と思うかもしれませんが、これは「連続」や「連鎖」という意味で、麻酔薬の投与から気管挿管までを連続してスムーズに行うというイメージです。

4 意識下挿管 awake intubation

気道確保困難のリスクが高いときに行います。自発呼吸が止まってしまうと危ないときなどに、患者さんを眠らせる前に（自発呼吸を残したまま）気管挿管を行う方法です。たいてい局所麻酔を喉に散布し、眠らない程度の少量のフェンタニルやミダゾラムなどを併用します。「Awake で導入しよう」などという麻酔科医もいます。

迅速導入をするのはどんなとき？

そして、今回取り上げる迅速導入は、オペナースのみなさんの協力がとくに重要な麻酔導入です。しっかり迅速導入の流れと注意点をマスターしましょう。

よくあるフルストマックのケースは、「緊急手術で絶食時間が十分とれていないとき」「イレウスで胃や腸が張っているとき」「食事後すぐに受傷したとき」などです。妊婦さんや高度肥満の患者さんも誤嚥リスクが高く、フルストマックとして扱います。

ということは、緊急手術で迅速導入を行うことが多くなるということです。緊急手術ではマンパワーが足りないことがあるので、オペナースの役割が重要になってきます。つまり、麻酔科医が「フルストマックだよ」と言った時点で、「迅速導入をしますよ。準備と心構えよろしくね！」とい

よくあるフルストマックのケース

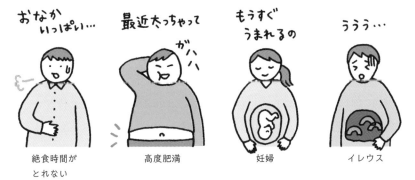

おなか いっぱい…	最近太っちゃって	もうすぐ うまれるの	ううう…
絶食時間が とれない	高度肥満	妊婦	イレウス

う意味が含まれています。デキるオペナースになるためには、ぜひ押さえておきたいポイントです。

迅速導入の実際の流れ

さて、迅速導入の手順です。一つずつ確認していきましょう。

⓿ 準備をしっかりする

喉頭鏡、使用する気管チューブ、カフ注入用のシリンジ、吸引装置（サクション）を準備します。挿管を1回で決めたいので、スタイレットをはじめから入れておきます。McGRATH™（マックグラス）などのビデオ喉頭鏡を使うことも多いので、その場合は喉頭鏡の電気がつくかを確認します。必要な人員を確保することも重要です。

❶ 最適な体位をとる

枕の高さを調節し、ベッドを傾けて、頭高位（逆トレンデレンブルグ位）にします。

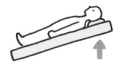

❷ 十分に酸素を吸ってもらう

　マスクを顔にぴったりフィットさせ、100% 酸素を十分吸ってもらいます。迅速導入ではマスク換気をしないので、無呼吸となる時間に耐えられるように3分間ほどしっかり酸素を吸ってもらいます。急いでいるときは、数回の深呼吸で代用することもあります。オペナースは、この時点でいつでも吸引装置（サクション）が使えるようにし、喉頭鏡の電気をつけておきます。このとき、オピオイド（フェンタニル、レミフェンタニルなど）を投与する麻酔科医もいます。

❸ 麻酔薬を一気に投与する

　静脈麻酔薬（プロポフォールなど）、筋弛緩薬（ロクロニウムなど）を続けて一気に投与します。スムーズに投与できるように、三方活栓にあらかじめ薬剤のシリンジをセットしておくのもよいでしょう。一気に薬剤を投与するため、血圧が下がることも多いです。そのためエフェドリンやフェニレフリン（ネオシネジン）などを前もって準備しておくことも重要です。

❹ 輪状軟骨を圧迫する

　意識があるうちは軽めに押さえます。患者さんに「喉を押さえますね。息を吸ったり吐いたりを続けましょう」と声をかけながら、押さえます。入眠してからは、胃内容物が逆流してこないように3kg重くらいの強さでしっかり押さえます。この手順を省く場合もあります。

❺ 1分程度待つ

　患者さんが入眠し、麻酔薬が十分に作用するまで、およそ1分間程度、待ちます。この間はマスク換気を行わないことがほとんどです。マスク換気が引き金となり、嘔吐するのを防ぐためです。SpO₂が低下してきた場合は、そーっとマスク換気をする場合や、1分経過する前に気管挿管に移る場合もありますが、たいていの場合、SpO₂は保たれます。

❻ 気管挿管をする

　通常どおりの気管挿管を行いますが、ぜひとも一発で決めたい状況です。心の中で麻酔科医を応援してあげてください。挿管とともに麻酔科医の指示で、気管チューブのカフを素早く入れます。

❼ 気管挿管ができていることを確認する

　カプノグラム（呼気の CO_2 モニター／Q8 p.31）の波形がきれいに出ているかを確認し、気管挿管が成功していることを確認します。確実に気管挿管ができていることを確認したら、輪状軟骨の圧迫を解除します。

◆　◆　◆

　これで迅速導入は終了です。ここからは麻酔薬を投与し、いつもどおりの手順で準備を進めます。たまにしかない迅速導入ですが、いざというときに備え、手順をマスターしておきましょう。迅速導入は麻酔科医とオペナースの連携が大事です。前もって簡単な打ち合わせをしておくとよいでしょう。

参考文献

1）Miller, RD. Miller's Anesthesia. 8ed. Elsevier, 2014, 1654-6.
2）稲田英一編. 麻酔科研修ノート. 改訂第3版. 東京, 診断と治療社, 2018, 392-401.

Q 11 抜管するときの注意点を教えてください。

抜管なんて怖くない！？

いきなりですが、抜管と挿管、どちらが危険でしょうか？「挿管のほうがたいへんでしょう？　だって抜管はただ抜くだけだし……」、と思う人がいるかもしれません。ここで、全国の麻酔科医対象のアンケート結果（図）を見てください。これをみると、挿管と抜管、同じくらい怖いと考えている麻酔科医が多いようですね。抜管するときも、挿管するときと同じくらいの準備や心構えが必要ということです。

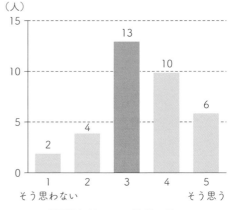

（人）

図 挿管よりも抜管が怖い

衛藤由佳ほか．研修医・レジデントが知りたい抜管のなぜ？．日本臨床麻酔学会誌．38（2），2018，176-82．から引用・改変

抜管時のトラブルを避けるために

さて、抜管時にいちばん危ないことは、気管チューブを抜いた後に呼吸状態が悪くなってしまうことです。原因としては、麻酔からの覚めが悪い（覚醒不良）、筋弛緩薬の効果が残っている、肺や気道の問題で酸素化が保てない（SpO_2が下がってしまう）、喉頭浮腫（喉の腫れ）や舌根沈下といっ

た気道のトラブルなどさまざまです。こうした場合は、もう一度挿管する必要がありますが、技術的にむずかしいことが多く、再挿管はぜひとも避けたい事態です。

　再挿管を避けるために、麻酔科医は気道や呼吸状態を評価しつつ、筋弛緩モニタ（TOFなど）や脳波（BISなど）を参考に麻酔からの覚醒のタイミングを見計らい、ちょうどよいタイミングで抜管します。覚醒しそうなときに刺激が加わると、不適切なタイミングで患者さんが動き出してしまうなどの問題が起きることがあるので、覚醒前の患者さんに触れる際は麻酔科医に確認することが重要です。覚醒しそうなタイミングで、不用意に患者さんの腕を触ったり、身体についた血液や消毒薬をガシガシ拭いたりしないように注意しましょう。不適切なタイミングでの抜管は、患者さんの肺や心臓に負担がかかるだけでなく、脳圧が上がったり、息ごらえを起こしたり、はたまた事故抜管の可能性やベッドからの転落など、さまざまなリスクを伴います。

　また再挿管の可能性が高いときは、近くに再挿管の準備をしておく必要があります。気管チューブ（少し細めのチューブを使うことが多いです）、喉頭鏡やMcGRATH™、プロポフォール、フェンタニル、ロクロニウムなどの薬剤の準備はもちろんですが、なによりも「再挿管になったらすぐに対応できるか？」と頭の片隅に意識しておくことができれば、デキるオペナースの仲間入りだと思います。

スムーズに、息をぴったり合わせて

　もう一つの注意点は、スムーズに抜管できるように介助することです。覚醒した時点で気管内に管があるということは、患者さんにとって刺激的な状況です。抜管時にもたついてしまい、それによって血圧が上がって、ドレーンからの出血が一気に増え、しかも頻脈になって……、なんてことはなんとしても避けたいですね。手術終了後も、オペナースにはさまざまな仕事がありますが、抜管の介助はもっとも患者さんの命にかかわる仕事

といえます。

　もうすぐ患者さんが覚醒するかなというタイミングで、いつでも抜管できるように準備しておくことはもちろんです。すぐに吸引装置（サクション）が必要になることもあり、いつでも使えるようにスタンバイしておくことも大事です。

　抜管する際には、口腔内や気管内のサクション、カフ内の空気をシリンジで抜く、といったことを短い時間で同時にする必要があります。そのためには、前もって麻酔科医と抜管の手順を確認し、息をぴったり合わせて抜管したいものです。そして、抜管後すぐに患者さんが正常に呼吸できるかの確認が大事です。抜管後すぐに、呼吸が正常にできているかを麻酔科医とチェックしましょう。

　さて、ここまで読んでくれた人は、「抜管はただ抜くだけ」ではないことが理解できたと思います。抜管時の注意点を理解しながら、麻酔科医とオペナースで息を合わせて、安全かつスムーズに抜管したいですね。激しくむせて暴れている覚醒がいまいちな患者さんをみんなで「動かないで！！」と身体を押さえつけながらする抜管と、眠れる美女をそっと起こすような抜管、みなさんが目指す抜管はどちらでしょうか？

参考文献

1）衛藤由佳ほか. 研修医・レジデントが知りたい抜管のなぜ？. 日本臨床麻酔学会誌. 38（2）, 2018, 176-82.
2）Miller, RD. Miller's Anesthesia. 8ed. Elsevier, 2014, 1680-1.

Q 12 吸引抜管する場合と加圧抜管をする場合がありますが、それぞれのメリット・デメリットを教えてください。

　気管チューブを抜くときに、気管内を吸引しながら抜いたり、そのまま抜いたり、いろいろな方法があるから混乱する！　という意見をいただきました。ごもっともです。抜管の方法はいくつかあります。患者さんの状況や手術内容、麻酔科医の好みによっても変わりますが、ざっくり３つの流派があります。

サクションが大事なんや！

　１つめは「吸引抜管」です。その名のとおり、気管内を吸引しながら気管チューブを抜く方法です。吸引抜管は、口腔内や気管内の分泌物をしっかり吸引することが大切だという考えに基づいています。

　たとえば、頭頸部の手術（顔や鼻、喉（のど）、歯科の手術など）では口腔内に血液などがたまりやすく、抜管後にそれらが気管内に垂れ込むと肺炎や無気肺のリスクになります。そのため、しっかり吸引しながら抜管することは理に適（かな）っています。ただし、吸引中は患者さんがむせる可能性が少しあります。また、肺の中の空気も吸引してしまうので、無気肺になるリスクが多少あります。

いやいや肺がつぶれないことが大事でしょ

　２つめは「加圧抜管」です。抜管する際、呼吸回路にある程度の圧をかけながら抜管する方法です。具体的には呼吸バッグを押しながら、または麻酔器のAPL弁（呼吸回路にかかる圧を制御する弁。麻酔科医がクルク

ルしながら微調整している、ノブみたいなやつです）を調整しながら抜管します。加圧抜管では、抜管時に気道に圧がかかることで、肺胞がつぶれにくい、つまり無気肺になりにくいという利点があります。小児の場合によく行われます。

　加圧抜管の場合、抜管直後の患者さんの肺には、ある程度空気があり、患者さんは抜管直後に息を吐くので、分泌物の垂れ込みや息ごらえを防げるのではという考えです。

すっと抜管すればいいじゃない

　3つ目は「なにもしないで抜管」です。「平圧抜管」などともいいます。麻酔からしっかり覚めていれば、抜管後に気管内に分泌物が垂れ込んでも、自分で咳をして出すことができるから、むだな刺激は減らしたほうがよいだろうという考えです。気管内に吸引チューブを入れることで、気管内の粘膜が傷つく可能性もゼロではありませんから、これも理に適っていると思います。

　また、新型コロナウイルス感染症（COVID-19／疑い、診断済み）患者においては、抜管時に吸引や加圧をすることでエアロゾルが発生するリスクが上がるため、コネクターは外さずそっと抜管する方法が推奨されています。

実際のところ、どうやって抜管します？

　3つの抜管方法を簡単に紹介しましたが、もちろん抜管方法は症例や状況、麻酔科医の考え方によって異なります。麻酔覚醒を待つ間に、麻酔科医に抜管の方針を確認しプランを共有することが重要でしょう。

　ここで、ひとつのデータを提示します（■図■）。

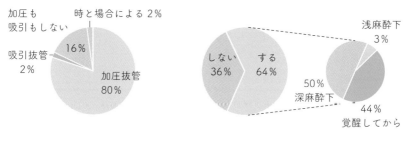

a. 抜管方法

b. 気管内吸引をするかどうかと、そのタイミング

図 抜管方法の選択

衛藤由佳ほか．研修医・レジデントが知りたい抜管のなぜ？．日本臨床麻酔学会誌．38（2），2018，176-82．から引用・改変

　このグラフは、日本全国の麻酔科医（麻酔科レジデントから専門医まで経験年数はさまざま）56人を対象としたアンケート結果です（ただし、COVID-19が流行する前のデータであることに注意してください）。aの円グラフを見ると、抜管方法としては「加圧抜管」を主にする麻酔科医がいちばん多いようです。次に多いのは「なにもしないで抜管」派で、「吸引抜管」派は少ないですね。麻酔に関するイギリスのガイドラインでは、加圧抜管がおすすめとされています。

　bの円グラフは、気管内吸引をするタイミングです。抜管時に限らず、いつするかです。そもそも吸引をしない人も4割弱いますが、6割は吸引をするようです。では、いつ吸引するかですが、これは「覚醒してから」と「麻酔が深いとき」の半々に分かれます。少なくとも、麻酔から覚めそうなときに気管内吸引の刺激で覚ますなんてことはしないほうがよさそうです。

　繰り返しになりますが、「抜管は絶対この方法！」ということはなく、患者さんや状況によります。患者さんが手術直前までタバコを吸っていたなんて場合は、痰も多いでしょうから、いずれかのタイミングで気管内吸

引をしっかりすべきだと思います。患者さんに合わせて、いちばん安全で
かつ負担が少ない方法で抜管したいと思っています。

参考文献

1) 衛藤由佳ほか. 研修医・レジデントが知りたい抜管のなぜ?. 日本臨床麻酔学会誌. 38 (2). 2018. 176-82.
2) Difficult Airway Society Extubation Guidelines Group. Difficult Airway Society Guidelines for the management of tracheal extubation. Anaesthesia. 67 (3). 2012. 318-40.
3) 【指針】新型コロナウイルス感染症 (COVID-19) (疑い, 診断済み) 患者の麻酔管理, 気管挿管について (2020年3月3日掲載). 日本麻酔科学会ホームページ. https://anesth.or.jp/img/upload/ckeditor/files/2004_07_01.pdf (2021.2.12 アクセス)

Q13 小児の麻酔導入、覚醒のときのポイントはなんですか？

　小児といっても、新生児から小中学生まで幅は広いですが、ここでは0歳から小学校低学年くらいを想定してお話ししますね。

眠るまでの注意点

　まず入室まで。生後数か月以降の小児は、なにをされるかわからない手術室に近づくだけで大きな不安を抱きます。オペナースの優しい声かけやその子にマッチした工夫で、なるべく不安を取り除いてあげましょう。

　さて、子どもの麻酔の導入は、多くの場合、緩徐導入（slow induction ／Q10 👉 p.37）で行われます。これはセボフルランなどをマスクで吸ってもらい、眠った後に末梢静脈ラインを確保し、薬剤（フェンタニルやロクロニウムなど）を投与してから挿管する方法です。麻酔が十分深くなる前に不必要な刺激を与えると、それが原因で喉頭痙攣など呼吸に関するトラブルが起きる可能性があるので、完全に眠るまでは不必要な刺激を控え、患児に触れる場合は麻酔科医に声をかけるようにしましょう。

小児ならではの注意点を知っておこう

　「喉頭痙攣」という言葉が出てきました。喉頭痙攣とは、喉にある声門が閉じてしまい、呼吸やマスク換気ができなくなる状況のことです。喉頭痙攣は心停止につながってしまうこともある危険な状態で、小さい子どもや、最近風邪をひいていた子ども、浅い麻酔のときの刺激などがリスクになります。もし喉頭痙攣が起きてしまったときは、急いで薬剤の投与や気管挿

管に移る場合があります。小児は無呼吸に耐えられる時間が短く、すぐに
SpO_2 が下がってしまいます。気道トラブルが起き、徐脈になってきたら
大ピンチです。小児の小さい心臓では、心拍数が減ってしまうと全身に血
液を送れなくなってしまいます。アトロピンを用意し、応援を呼ぶ必要が
あるので、「小児は徐脈注意！」ということも併せて覚えておきましょう。

気管挿入時の注意

　次に、気管挿管のときの注意点です。子どもの場合は気管が細く繊細な
ので、気管チューブの太さを変更することがあります。予定のサイズより
1つ細いチューブと太いチューブ、カフがあるものとないものなど、いく
つかのサイズをすぐに使えるように準備しておきましょう。カフに空気を
入れる場合は一気に入れず、小さいシリンジで少しずつ入れましょう。

　また、子どもの気管は短いため、深くなると気管支挿管（片肺挿管とも
いいますね）、浅くなると事故抜管が起きやすく、気管チューブの深さに
も繊細な注意が必要です。私は、枕の高さを変え首の角度が少し変わった
だけで、気管チューブの深さが変わって換気ができなくなり、焦った経験
があります。

　ちなみにチューブの深さの目安ですが、使ったチューブの内径(mm)
×3 cm くらいがよい感じのことが多いですので、参考にしてください
（ 例 内径 5.0 mm のチューブのときは、5.0〔mm〕×3〔cm〕で、だいたい
15 cm くらい）。

体温についての注意

　ここまで、おもに気道の話をしてきましたが、もう一つ大事なのが体温
です。小児はどうしても体温が下がりやすいので、麻酔導入時から覚醒ま
で、体温にも気を配りましょう。とくに麻酔導入時と覚醒時の手術室の室
温が低くてはいけませんよ。

覚醒時にも気を配ろう

　ここからは、覚醒時の注意点です。なんといっても気道トラブルです。導入時と同じように、麻酔が覚めるときの不必要な刺激は気道トラブルのもとになります。身体を触るときは、つねに麻酔科医に声をかけしょう。もうすぐ覚醒しそうなときは、身体を拭いたりしてもいけません。麻酔が深いうちに終わらせるか、間に合わないときは覚醒して抜管してからでOK です。

　そして、小児はいきなり"わーっ"と覚醒することも多いです。このときに気管チューブを噛んでしまうと呼吸ができなくなり危険なので、覚醒する前に、忘れずにバイトブロックを入れておきましょう。もちろん、覚醒時に事故抜管や末梢ラインが抜けるなどのトラブルにも注意が必要です。

薬剤の準備をするときも気をつけて

　最後に、もう一つ注意点。小児では使用する薬剤も少量なので、多くの場合、希釈して使用します。希釈ミスに注意するだけでなく、希釈した薬剤のシリンジに、どのように希釈したかを記載したラベルをしっかり貼りましょう。少しでも疑問や不明点があれば、迷わず麻酔科医に確認してください。

　小児は「小さい大人」ではなくて、小児なりの特徴がそれぞれの年代ごとにあります。小児の特徴を理解し、新生児から超高齢者まで対応できるオペナースを目指しましょう！

参考文献

1）鹿原史寿子. "麻酔中の諸問題への対応". 臨床小児麻酔ハンドブック. 改訂第4版. 香川哲郎ほか編. 東京, 診断と治療社, 2020, 58-61.
2）金子友美ほか. "喉頭痙攣". ポイントで学ぶ小児麻酔50症例. 小原崇一郎ほか編. 東京, 克誠堂出版, 2017, 54-7.

これまで教えて
もらえなかった
薬剤・輸液・
輸血の話

セボフルランとデスフルランの違いはなんですか?

どちらも意識をとる薬

どちらも全身麻酔でよく使われている吸入麻酔薬ですね。共通点は、どちらも鎮静薬(意識をとる薬)として使われていることです。痛みをとる効果もほんの少しはありますが、セボフルランやデスフルラン単独で手術することはほぼありません。自分が手術を受けるとして、意識はなくても痛みは感じているっていうのは、嫌ですよね。

吸えるセボフルラン、吸いにくいデスフルラン

さて、セボフルランとデスフルランの違いの1点目は、気道への刺激性です。デスフルランは刺激性が高いので、起きている患者さんにいきなり吸ってもらうことはしません。咳き込んでしまいます。一方でセボフルランは気道刺激性が低く、起きている人に吸ってもらうことが可能です。小さい子どもの麻酔導入で、マスクを当てて眠ってもらうときには、セボフルランが使われます。この方法を「緩徐導入」（スローインダクション）（Q10 p.37）といいます。覚えておきましょう。

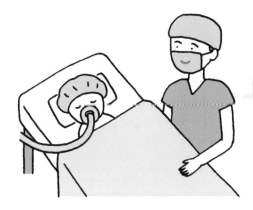

マスクから
ますいのおくすりが
でてくるよ

そのほかの違いも知っておこう

ここから先の違いは「デスフルラン（もしくはセボフルラン）でなきゃ いけない！」ってわけではないので、どちらを選択するかは麻酔科医の好 みや経験にもよります。

2点目の違いは覚醒までの早さです。デスフルランのほうが覚醒するま での時間が早いといわれています。そのため、高齢者や肥満の患者さん、 長時間の手術など、覚醒まで時間がかかりやすいケースでは、デスフルラ ンのほうが向いているかもしれません。とはいえ、セボフルランも十分に 覚醒が早い麻酔薬ですけどね。

3点目は、使う濃度が違うことです。セボフルランは1〜2％、デスフ ルランは4〜6％で使うことが多いです。そのため、同じ新鮮ガス流量（酸 素や空気の量）で使用した場合には、デスフルランのほうが早くなくなっ てしまいます。デスフルランを使うときは、流すガスの流量を少なくして、 デスフルランを節約する麻酔科医が多いです。

4点目は、使用する気化器の違いです。デスフルランの性質上、特別な 気化器が必要です。デスフルランの気化器は電源につなぐ必要があるので、 忘れずに。

そのほかにも細かい違いがありますが、重要なのはどちらの薬剤を使うにしろ、適切な鎮静レベルになるように使用することです。これは麻酔科医の仕事ですね。あ、最後にひとこと。気化器に薬剤を補充した後は、注入口の栓をしっかり閉じることを忘れずに。栓が開いていると、麻酔薬が漏れ出して、手術室のスタッフが眠くなってしまうかもしれませんよ。

参考文献

1）McKay, RE. et al. Effect of increased body mass index and anaesthetic duration on recovery of protective airway reflexes after sevoflurane vs desflurane. Br J Anaesth. 104（2）, 2010, 175-82.

全身麻酔で吸入麻酔薬を使うときと 使わないときがあるのはなぜですか?

ディプリバン® は大きいプロポフォール

　吸入麻酔薬を使わないときは、ディプリバン® を使うことが多いですよね。このディプリバン® とプロポフォールはどちらも同じプロポフォール です。濃度も同じです。ひとことでいえば、ディ プリバン® は大きいプロポフォールです。

　麻酔導入の際、入眠させるときにのみプロポ フォールを使う場合はプロポフォール 200 mg が 20 mL になっているアンプルをよく使います。そ してはじめに投与したプロポフォールの効果が切 れて目が覚めてしまう前に、セボフルランなどの 吸入麻酔薬を投与して、寝ている状態を維持する わけです。

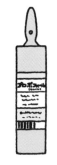

プロポフォールは
20 mL で 200 mg

TIVA とは?

　一方で、「全静脈麻酔」という麻酔方法があり ます。英語の total intravenous anesthesia の頭 文字をとって、TIVA とよばれます。なんかかっ こいい響きですね。TIVA の場合にディプリバ ン®（500 mg が 50 mL になっています）がよく 使われます。全静脈麻酔（TIVA）では、名前の

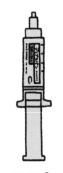

ディプリバン® キット
は 50 mL で 500 mg

57

とおり吸入麻酔薬は使わずに、静脈麻酔薬、鎮痛薬（オピオイド）、筋弛緩薬をすべて点滴ラインから投与して麻酔の導入と維持を行います。プロポフォールで眠った後もプロポフォールを持続投与し続け、寝ている状態を維持するということですね。

　全静脈麻酔（TIVA）のいちばんのよいところは、吸入麻酔を使ったときと比べて、術後の悪心（吐き気）や嘔吐が少ないことです。この術後の悪心・嘔吐は PONV（postoperative nausea and vomiting）とよばれ、手術の後にしばしば問題になります。「傷の痛みよりも吐き気がつらかった」という患者さんもいるくらい PONV は重大な問題で、なるべく避けたい合併症です。PONV は、女性、吸入麻酔薬の使用、過去に PONV になったことがある人、乗り物酔いをする人、タバコを吸わない人、長い手術、術後にオピオイドを使う人などで起きやすく、こういった PONV リスクが高い人には吸入麻酔を使わず TIVA を選択することが多いです。

吸入麻酔を避けたいケース

　もう 1 つは、MEP モニタリングをするかどうかが関係します。見たことありますか？　MEP とは運動誘発電位（motor evoked potentials）のことで、手術中に運動機能を傷害する可能性がある場合に行います。つまり手術が終わった後に麻痺が起きないかをチェックする方法の一つです。たとえば、脳や脊椎、大動脈の手術など、術後に麻痺が発生する可能性がある場合、MEP モニタリングをしながら手術を進めることがあります。

　手術中に定期的に頭部を電気刺激し、その刺激によって手や足につけた電極が反応するかをチェックします。麻痺につながるような大事な神経や血管を傷つけてしまうと、MEP の反応が低下したり、なくなったりするので、麻酔中でも早期に異常を発見して対処できるということですね。MEP モニタリングをするときは、吸入麻酔薬を使用するとうまくモニタリングできないことがあり、TIVA が好まれます。

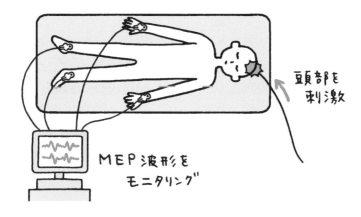

頭部を
刺激

MEP波形を
モニタリング

全自動麻酔とまではいきませんが……

　多くの場合、ディプリバン®を投与するときには「TCIポンプ」というものを使います。TCIポンプは普通のシリンジポンプよりずっと賢くて、脳や血液中の薬剤の濃度が設定した濃度になるように、自動で持続投与するスピードを調整してくれます。ディプリバン®キットにはタグが付いていて、TCIポンプに正しい向きに装着しないとうまく作動しないので、気をつけましょう。

　ちなみにTCIとは、「目標（target）濃度になるように調整（controlled）しながら薬剤を注入（infusion）する」ということです。TCI機能を使うときには、患者さんの①年齢、②体重、③目標の濃度を入力する必要があります。しかもこのTCIポンプ、高性能なだけあってなかなか高価です。だいたい50万円くらい。大事に扱ってあげてくださいね。

吸入麻酔ならではのメリットもある

　逆に、TIVA より吸入麻酔を使ったほうがよいといわれているケースも
あります。虚血性心疾患の心臓手術（たとえば、心臓の血管〔冠動脈〕に
問題がある心筋梗塞や不安定狭心症に対する冠動脈バイパス術）では、吸
入麻酔を使ったほうが術後の結果が少しよくなるようです。吸入麻酔薬は、
虚血によって心筋が受けるダメージを少し軽減させる効果（「プレコンディ
ショニング作用」といいます）があり、現在、研究が盛んな分野です。

　とはいえ、「TIVA（もしくは吸入麻酔）でなければ絶対ダメ！」というケー
スがあるわけではないので、後は、やはり麻酔科医の好みもあります。私
は、高齢者やかなり肥満の人には吸入麻酔を選択し（高齢者や高度肥満の
人は TIVA にすると麻酔から覚めるまでに時間がかかってしまうことが多
いので）、それ以外のケースでは PONV を少しでも避けたいという思いか
ら TIVA を選択しています。

参考文献

1）日本麻酔科学会 安全委員会 MEP モニタリングガイドライン作成 WG 作成．MEP モニタリング時の麻酔管理のための
　プラクティカルガイド．2018, 36p, https://www.mhlw.go.jp/new-info/kobetu/iyaku/kenketsugo/5tekisei3b.html
　（2021.1.21 アクセス）

2）Dib, ER, et al. Inhalation versus intravenous anaesthesia for adults undergoing on-pump or off-pump coronary
　artery bypass grafting: A systematic review and meta-analysis of randomized controlled trials. J Clin Anesth, 40,
　2017, 127-38.

3）Gan, TJ. et al. Fourth Consensus Guidelines for the Management of Postoperative Nausea and Vomiting. Anesth
　Analg. 131（2）, 2020, 411-48.

4）テルモ株式会社 web サイト．https://www.terumo.co.jp/（2021.4.27 アクセス）．

Q 16 麻酔導入に使用する鎮静薬は、どのように使い分けていますか？

　全身麻酔の導入時によく使われている静脈麻酔薬は、プロポフォール、チオペンタール／チアミラール（ラボナール®／イソゾール）、ミダゾラム（ドルミカム®）、ケタミン（ケタラール®）あたりでしょうか。これらの薬は意識をなくすために使われ、「鎮静薬」ともよばれます。これら<u>静脈麻酔薬の多くは意識をなくす効果しかなく、痛み刺激はとれない</u>というのは一つのポイントです。それでは、使い分けということで簡単にそれぞれの静脈麻酔薬の特徴を説明します。

鎮静薬の王道 プロポフォール

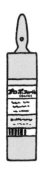

プロポフォール

　プロポフォールはもっともよく使われている薬です。<u>効果がすぐに出て（つまりすぐ寝てしまう）、わりと早く効果が切れます</u>。そのため、効果が切れて目が覚める前に、セボフルランなどの吸入麻酔薬を投与するか、プロポフォールを持続投与する必要があります（ディプリバン®がよく使われます）。プロポフォールのように、投与するとすぐに眠って、投与を中止するとすぐに目覚める薬はとてもキレがよく、使いやすい薬です。

　またプロポフォールの特徴に<u>注入時の血管痛</u>があります。とはいえ耐えられないほどの激痛ではないので、「点滴が入っているところに違和感がある人もいますが、薬の影響なので心配しないでくださいね」と声をかけることで、患者さんに安心してもらいましょう。このときに「点滴のとこ

ろが痛くなりますよ！」と言うと、患者さんが「痛い！」と感じてしまうので、私は「痛い」という言葉は使わないようにしています。

小児でよく使う チオペンタール／チアミラール

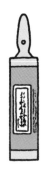

チオペンタール
（ラボナール®）

チオペンタール／チアミラール（ラボナール®／イソゾール）もよく使われる静脈麻酔薬です。こちらもボーラス投与（1回だけピュッと投与することです。対になる言葉は「持続投与」ですね）した場合には、すぐに効果が現れ、早く効果がなくなります。これらはプロポフォールと違って血管痛がないので、小さい子どもで点滴ラインがある場合は、チオペンタール／チアミラールを使って麻酔導入する麻酔科医も多いです。

注意点ですが、1点目は喘息がある場合には使わないということです。2点目は、ロクロニウムと混ざると結晶ができて、固まってしまうということです。チオペンタール／チアミラールを入れた直後にロクロニウムを入れると、点滴ラインが詰まってしまうことがあり危険なので、メインの輸液を少し流すか、生理食塩水でフラッシュした後にロクロニウムを入れる必要があります。ちなみに、チオペンタール／チアミラールは持続投与すると体内に蓄積して覚醒までに時間がかかるので、麻酔の維持に使うことはまずありません。

マイルドな鎮静薬 ミダゾラム

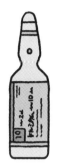

ミダゾラム
（ドルミカム®）

ミダゾラム（ドルミカム®）は、プロポフォールよりも少しマイルドな印象の静脈麻酔薬です。効果が出るまでに少し時間がかかり、効果も少し長め（使用する量にもよりますが、約20分）に続きます。そのためすぐ終わる手術のときにミダゾラムを使うと、「麻酔導入時に使ったミダゾラムが、手術が終わっても効いていて、なかなか麻酔から覚めない……」なんてことがあるかもしれません。ミダゾラムのよいところは、プロポフォールと比べると血圧が下がりにくいという点です。そのため、心臓外科手術の麻酔導入時に好んで使われます。心臓外科の手術を受けるような患者さんは、血圧が下がりやすい人が多いですし、手術時間がある程度長いので、効果が多少長く続いても問題になりにくいですからね。

さらにミダゾラムには、フルマゼニル（アネキセート®）で拮抗できるという特徴があります。手術が終わってもミダゾラムがよく効いている場合には、「フルマゼニルで拮抗しよう」ということがあるかもしれません。合わせて覚えておきましょう。

ここで、2020年に日本で使えるようになった鎮静薬、レミマゾラム（アネレム®）も紹介しておきます。みなさんの病院でも使われ始めたでしょうか。レミマゾラムは、ひとことでいうと「とっても作用時間が短いミダゾラム」のようなイメージです。レミマゾラムもフルマゼニルで拮抗できるという性質があります。新しい鎮静薬なので、これからどのくらい手術室で広がっていくのか、注目の薬剤ですね。

少し変わり者!? ケタミン

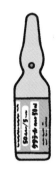

ケタミン
（ケタラール®）

ケタミン（ケタラール®）のいちばんの特徴は鎮静効果かつ鎮痛効果があることです。さらにほかの鎮痛薬と比べると、血圧が下がりにくく呼吸が止まりにくいという特徴もあります。ほかの静脈麻酔薬が意識をとる効果しかないのと違い、ケタミンには鎮痛作用もあるので、熱傷の処置のときに使われたりもします。最近では、ケタミンをうまく使うとオピオイドの量を減らすことができ、オピオイドに関連する副作用（吐き気など）を減らすことができるともいわれています。

注意点は、頭のなかに病変がある場合（たとえば、脳腫瘍や脳出血など頭蓋内圧が亢進している〔頭のなかが張っている〕場合）には使わないことです。脳圧が上がり、より具合が悪くなってしまう可能性があるからです。また、ケタミンを使用すると唾液が増えやすくなります。そのため、前もってアトロピンを使用し、唾液の分泌を抑えることがあります。

ケタミンは麻薬に分類されており、残った薬液を返却する必要があるので、管理にも注意しましょう。

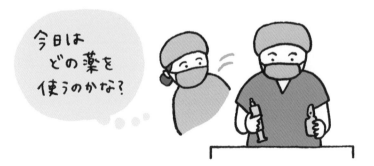

今日は
どの薬を
使うのかな？

ICU で大活躍 デクスメデトミジン

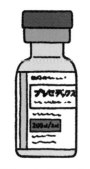

デクスメデトミジン
（プレセデックス®）

最後にもう一つ。麻酔導入には使いませんが、鎮静薬として最近よく使われているのがデクスメデトミジン（プレセデックス®）です。デクスメデトミジンも鎮静かつ鎮痛作用があり、区域麻酔（神経ブロックや局所麻酔など）の手術の鎮静や、集中治療室（ICU）で人工呼吸中の患者さんの鎮静に使用されています。さらにデクスメデトミジンには、自発呼吸が残りやすい、眠っていても声をかけると目を覚ましやすいなど、ユニークな特徴があります。

　今回は、5つ（＋α）の鎮静薬の特徴を簡単に説明しました。麻酔科医は、患者さんの状況や手術内容に合わせて鎮静薬を使い分けています。「なぜ今日はミダゾラムを使うのかな？」と少し考えてみると、おもしろいかもしれません。もし気になったら、担当麻酔科医に質問してみてくださいね。

参考文献

1) Ronald, DM. et al. Basics of Anesthesiac. 7ed. Elsevier. 2017. 104-17.
2) Masui, K. Remimazolam besilate, a benzodiazepine, has been approved for general anesthesia!!. J Anesth. 34 （4）, 2020, 479-82.

第2章 これまで教えてもらえなかった薬剤・輸液・輸血の話

フェンタニルとレミフェンタニルの違いはなんですか?

どちらもオピオイド

全身麻酔中によく使われているのが、フェンタニルとレミフェンタニルです。どちらもオピオイドといわれる薬剤の一つです。オピオイドはオピオイド受容体という部分に作用することで、さまざまな効果を発揮します。オピオイドの作用として、いちばん有名なのは強力な鎮痛作用です。オピオイドは脳や脊髄に作用し、痛み刺激の伝達を抑制することで鎮痛作用を発揮します。そのため、気管挿管の刺激や、手術中の強い痛み刺激、術後の痛みをとるために使います。

オピオイドには副作用もあります。重要なのは呼吸抑制です。呼吸回数が減ったり、呼吸が不規則になったり、重篤な場合は呼吸が完全に停止します。生命にかかわる合併症であり、オピオイドを使っている場合には十分注意すべきです。そのほかの副作用として、悪心・嘔吐、便秘などがあります。

作用時間でみた違い

ここでフェンタニルとレミフェンタニルの違いですが、いちばんの違いは作用時間です。レミフェンタニルは投与を中止すると速やかに効果が消失しますが、フェンタニルはもう少し長く効果が続きます。レミフェンタニルは作用時間が短いため、手術中に高用量で使用しても、術後は効果がすぐに切れるので、術後の呼吸抑制が起きにくく調節しやすい薬です。すぐに効果が切れるので、ボーラス投与（☞ p.62）ではなくシリンジポ

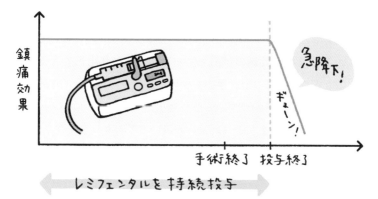

よくも悪くも、レミフェンタニルは持続投与をストップすると、すぐに効果が切れる。

ンプを使用して持続投与することがほとんどです。

　しかし効果がすぐに切れてしまうので、レミフェンタニルを手術中に使用していた場合には、手術後の痛みにどう対応するかを考慮する必要があります（2021年2月時点では、レミフェンタニルは全身麻酔中にしか使用できないことになっています）。

　一方で、フェンタニルはしばらく効果が続くので、うまく使えば手術後も鎮痛効果がほどよく残ります。「呼吸抑制は起きないけれど、痛くはない」くらいの効果を狙って手術中に使うこともあります。逆にフェンタニルをたくさん使用すると、「手術が終わっても呼吸が抑制されて抜管できない……」となる可能性もあります。

静注以外の使い方もできるフェンタニル

　また、レミフェンタニルには神経を傷害する可能性がある添加物が含まれているため、脊髄くも膜下麻酔や硬膜外麻酔に使用することはできません。一方で、フェンタニルは脊髄くも膜下麻酔や硬膜外麻酔に使用することができます。これもレミフェンタニルとの違いの一つです。

◆ ◆

　現代の麻酔において、レミフェンタニルとフェンタニルはとても重要な薬剤です。この２つの薬剤の特徴を生かしつつ、副作用をできるだけ減らすようにうまく使いこなし、手術を受ける患者さんに安全で快適な周術期を提供したいと思っています。

　ちなみに、「オピオイド」と「麻薬」の違いってわかりますか？　「オピオイド」はオピオイド受容体に作用するものです。一方、「麻薬」は、「麻薬及び向精神薬取締法」で「麻薬」に指定されている薬剤のことです。これを理解するのに、わかりやすい例がケタミン（ケタラール®）です。ケタミンは麻薬ですが、オピオイド受容体にはたらくわけではないので、オピオイドではありません。

参考文献

1）　日本ペインクリニック学会ホームページ. ペインクリニックの基礎知識：Key Point, https://www.jspc.gr.jp/igakusei/igakusei_keyopioid.html（2021.1.25 アクセス）.

Q18 エフェドリンとフェニレフリン（ネオシネジン）の違いはなんですか？

手術室でおなじみのエフェドリンとネオシネジン

エフェドリンとフェニレフリン（ネオシネジン）は、オペナースのみなさんがほぼ毎日見る薬剤ではないでしょうか。「どうやって使い分けているの？」と思うのもごもっともです。

この2つの薬はどちらも昇圧薬といって、血圧を上げる効果があります。全身麻酔中は、血圧が下がりやすい傾向があるので、これらの薬剤は毎日のように使われます。

そもそも血圧とは？

まず、血圧はどうやって決まっているかについて考えてみます。これは簡単で、血圧は心臓が力強く収縮するか、血管がきゅっとしまるか、このどちらかで決まります。正確にいうと、血圧は心拍出量と末梢血管抵抗で決まります。

心臓が強く収縮してたくさん血液を全身に送り出せば血圧が上がりますし、血管がきゅっとしまっても、血圧が上がります。全身麻酔に使う薬は、全体的に心臓の動きを弱くしたり、血管を広げたりする作用があるので、麻酔中は血圧が下がりやすいというわけです。

血圧は心拍出量と末梢血管抵抗で決まる

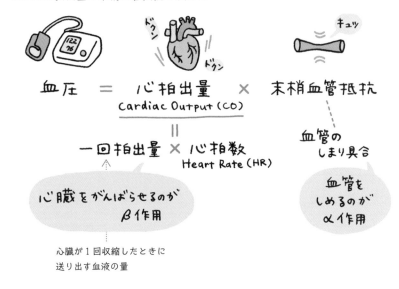

心臓が1回収縮したときに
送り出す血液の量

心臓にがんばってもらう？ 血管をしめる？

　では、エフェドリンとフェニレフリン（ネオシネジン）の話に戻りましょう。簡単にいうと、エフェドリンは心臓を強く収縮させる作用（β作用）があり、フェニレフリン（ネオシネジン）は血管をしめる作用（α作用）があります。つまり、「心臓の収縮が弱っているせいで血圧が下がっているな」と思われるときにはエフェドリンを使い、「血管が開いているせいで血圧が下がっているな」と思われるときには、フェニレフリン（ネオシネジン）を使います。

　実際には、心臓の動きを直接見ることができない場合が多いので（経食道心エコーを入れたり、開胸したりすれば直接見えますけどね）、患者さんの病歴や、術前の状況などを考慮して判断しています。また心拍数はある程度参考になります。エフェドリンは心拍数を上げる作用（β作用）があり、フェニレフリン（ネオシネジン）は心拍数が下がることが多いので、脈がはやいときはエフェドリンよりはフェニレフリン（ネオシネジン）を選

択することが多いです。

　ちなみに、エフェドリンは 1 アンプル約 90 円、ネオシネジンは約 60 円です（2021 年 1 月現在）。そこまで高価な薬ではないので、使いたいときにすぐ使えるようにどちらも用意しておくことも多いです。麻酔科医は「エフェドリン or フェニレフリン（ネオシネジン）」の 2 択を考えながら、日々全身管理をしています。

参考文献

1）讃岐美智義. 麻酔と救急のために：麻酔科医の使う薬がわかる本. 第 8 版. 広島大学大学院麻酔蘇生学教室内 広島麻酔医学会「麻酔と蘇生」編集部 編集・発行. 2012.

第2章 これまで教えてもらえなかった薬剤・輸液・輸血の話

ニコランジル（シグマート®）はどのような患者さんに使用しますか？

　病棟でニコランジル（シグマート®）が投与されて、手術室に来る患者さんいますよね。手術中に使うこともあります。ニコランジルはどんな効果があるのでしょうか。この質問は鋭いところをついています。

ニコランジルの作用

　まずニコランジルの作用について説明します。ニコランジルは日本で開発された薬で、おもな作用は血管を拡張させることです。とくに心臓の冠動脈を拡張させる作用があります。狭心症や心筋梗塞のように、冠動脈に病変がある患者さんが内服していることがあり、効果が認められています。

　ということで、冠動脈になにか問題がある患者さん、たとえば狭心症（冠動脈が狭くなっている）や心筋梗塞（冠動脈が詰まっている）などがある患者さんに、ニコランジルを術前から予防的に投与したり、手術中に投与したりすることがあります。この場合は、内服薬でなく注射薬が使われます。ところが、周術期にニコランジルを使ったほうがよいのかは、はっきりとした結論がはっきり出ていません。つまり、根拠はやや乏しいけれども、日本全国でニコランジルを虚血性心疾患（狭心症や心筋梗塞など）のリスクがある人に投与することがあるということです。これがはじめに「鋭いところをついている」といった理由です。

ニコランジルは使いやすい！？

　では、なぜニコランジルが周術期によく使われているかを考えてみます。

一般的に血管を拡張させる薬を使うと血圧が下がることが多いのですが、ニコランジルはとくに心臓の冠動脈に作用するので、血圧が下がりにくい薬です。そのため、効果がすごくあるかは不明だけど有害な作用も起きにくい、ということで使われることが多いのかもしれません。ほかに、冠動脈を広げる効果がある薬としてはニトログリセリン（ミオコール®）などがありますが、こちらは全身の血管が拡張するので、血圧は下がることが多いです。

　冠動脈に十分血液が流れないと、心臓の動きが悪くなって血圧が保てなくなり、心電図が変化したり、不整脈が出たりと困ったことが起こります。冠動脈のトラブルに関する合併症を防ぐためにいちばん大事なのは、ニコランジルを使うことではなく、手術中の状態を安定させることです。そのためには、手術の状態や患者さんの状態、心電図や血圧などの各種モニターを注意深く観察し、適切に麻酔をし、体温を適切に保ち、異変があればすぐに対応できるようにする必要があります。

参考文献

1）　日本循環器学会ほか編．非心臓手術における合併心疾患の評価と管理に関するガイドライン（2014年改訂版）．2012-2013年度合同研究班報告，70p.
2）　木下浩之．周術期虚血性心疾患とニコランジル．日本臨床麻酔学会誌．34（3），2014，392-6.
3）　Kashimoto, S. et al. Nicorandil decreases cardiac events during and after noncardiac surgery. J Clin Anesth. 19（1），2007，44-8.
4）　Kaneko, T. et al. Dose-dependent prophylactic effect of nicorandil, an ATP-sensitive potassium channel opener, on intra-operative myocardial ischaemia in patients undergoing major abdominal surgery. Br J Anaesth. 86（3），2001，332-7.

不整脈のときに使うベラパミル、ランジオロール、エスモロール、ATP、リドカインなどの薬剤について教えてください。

不整脈に対して使用する薬（抗不整脈薬）には多くの種類があります。たくさんありすぎて、すべてを覚えている麻酔科医は少ないと思いますが（というかいないと思います）、比較的よく使うものについてみていきます。

心電図を見るときの 5 つのポイント

まず、簡単に不整脈のおさらいをしましょう。モニター心電図を見るときのポイントは、次の 5 つです。

❶心拍数が 50 ～ 100/分
❷QRS は規則的
❸QRS の幅は狭い
❹QRS の直前に P 波がある
❺ST-T 変化がない

心電図の波形

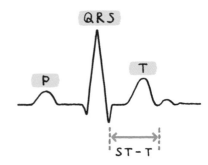

この 5 つのポイントがすべて問題なければ、正常です。逆に、これら 5 つのどれかを満たしていなければ、異常（不整脈）です。

QRS が広い心室性不整脈を見逃さないで！

　脈がはやいか遅いかは心電図を見ればすぐわかるかと思いますが、ポイントは QRS 部分が狭いか広いかです。QRS が狭い不整脈は上室性といい、QRS が広い不整脈は心室性といいます。普段見ている普通の波形と比べて狭いか広いかで判断して構いません。QRS が広い心室性の不整脈はあまりよくないことが多いです。

①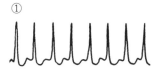

①のように QRS が狭い不整脈は上室性の不整脈です。

②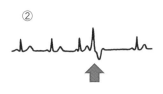

②は QRS が広い不整脈です。心室性期外収縮（PVC）といいます。数が少ないときは問題ないですが、PVC が多くなってくると気になります。

③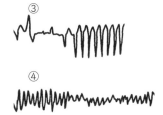

④

③④も QRS が広いので心室性不整脈です。心室頻拍（VT、③）や心室細動（Vf、④）は緊急性が高く、抗不整脈よりは除細動器が必要かもしれません。

　不整脈についてより詳しく知りたい人は、教科書などを参考にしてください。不整脈の分類はたくさんありますが、ポイントは先ほど挙げた 5 つです。また、危険な不整脈の対応については、Q46（☞ p.165）も読んでみてくださいね。

抗不整脈薬いろいろ

では、ここからは質問に挙がっている薬の使い方を、簡単に説明します。

1 ベラパミル（ワソラン®）

ベラパミル（ワソラン®）は、カルシウム拮抗薬です。心臓に作用し、脈を遅くする効果があります。上室性（QRS が狭い）の頻脈に使うことが多いですが、血圧も下がりやすいので、血圧が低いときにベラパミルを使うのは要注意です。アンプルの薬液を 20 mL 程度に希釈し、ゆっくり静注することが多いです。

2 ランジオロール（オノアクト®）

ランジオロール（オノアクト®）は β ブロッカーに分類されます。これも脈を遅くする効果があり、頻脈のときに使います。血圧はそんなに下がらないことが多いです。ランジオロールは効果がすぐ切れることが特徴で、たいていシリンジポンプを使って持続投与します。

3 エスモロール（ブレビブロック®）

エスモロール（ブレビブロック®）も β ブロッカーです。ランジオロールと同じく脈がはやいときに使います。こちらも効果時間が短いですが、持続投与ではなく原液をそのまま静注することが多いです。

4 ATP（アデホス）

ATP（アデホス）も脈がはやいときに使いますが、ポイントは QRS が狭い頻脈（上室性頻拍）のときに使うことです。ATP を静注するときは、一気に静注し、その後すぐに生理食塩水 10 mL 程度で後押しします。ほとんどの薬はゆっくり入れたほうが安全ですが、ATP は一気に入れるのがコツです。一瞬脈が止まり、その後、通常の脈に戻ることが多いです。喘息の人には使いません。ATP を使うときに、後押しの生理食塩水もいっしょに

準備すると「わかってるね」となります。

5 リドカイン（キシロカイン®）

　最後にリドカイン。局所麻酔のリドカイン（キシロカイン®）は1%をよく使いますが、静注用は2%です。不整脈全般（期外収縮〔上室性・心室性〕や発作性頻拍〔上室性・心室性〕など）に使われます。副作用が少ないのでよく使われますが、効果が乏しいこともあります。

緊急性がある不整脈かどうかが大事！

　不整脈の種類もいろいろありますが、重要なのは緊急性があるかどうかです。心電図が異常だからといって、いつも緊急事態というわけではありません。血圧が下がるなどバイタルサインに影響が出ていたり、正常とは明らかに違う心電図が続いたりする場合などは緊急事態である可能性が高いです。そのときは、救急カートと除細動器を用意しましょう。また、日ごろから抗不整脈薬がどこに保管されているか、どんなときに使うのかを確認しておきましょう。

参考文献

1）讃岐美智義．麻酔と救急のために：麻酔科医の使う薬がわかる本．第8版，広島大学大学院麻酔蘇生学教室内 広島麻酔医学会「麻酔と蘇生」編集部 編集・発行．2012.

Q 21 薬剤を希釈するのに注射用水、生理食塩水、5%グルコース液などを使いますが、どう使い分けているのですか？

　多くの薬剤は生理食塩水（生食）や 5% グルコース液で希釈することが多いですね。どちらで希釈しても問題ないことが多いですが、薬剤を希釈するときのポイントは、希釈した後の薬液の浸透圧や配合変化です。

浸透圧とは

　「浸透圧」とは、簡単にいうと液体の「濃さ」のようなものです。血液よりも浸透圧が低い（薄い）液体を血管内に投与すると、赤血球が溶血して壊れてしまいますし、浸透圧が高い（濃い）液体を入れると血管痛が起きることがあります。生理食塩水や 5% グルコース液は血液と浸透圧が同じくらいのため、薬剤を希釈するときによく使われます。また、薬剤によっては希釈した後の浸透圧をちょうどよくするために、注射用水で溶かすものがあります。

希釈するときの注意点は？

　いくつかの薬剤では希釈法が決められています。それぞれの薬剤の説明書（添付文書）を見るのがもっとも正確です。手術室でよく使われているものでいうと、アミオダロン（アンカロン®）、カルペリチド（ハンプ®）、ダントロレン（ダントリウム®）などでしょうか。たとえば、アミオダロン（アンカロン®）は生理食塩水で希釈すると沈殿が生じるので、5% グルコース液で希釈する必要があります。

　では、生理食塩水でも 5% グルコース液でも希釈できる薬剤ではどうで

しょうか。たいていの患者さんではどちらでも問題はありませんが、新生児では低血糖になりやすいため、薬剤の希釈にも 5% グルコース液が使われることがあります。また、生理食塩水は塩化ナトリウム（NaCl、つまり塩ですね）が含まれていることもポイントです。生理食塩水 100 mL には NaCl が 0.9 g 含まれます。心不全などで 1 日に 6 g までの塩分制限をしている場合などがありますが、シリンジポンプを使用してたくさんの生理食塩水で希釈した薬剤を使用しており、加えて抗菌薬も生理食塩水 100 mL で希釈して 1 日 3 回……なんて場合は、生理食塩水による塩分が問題になるかもしれません。輸液も薬剤の一つという意識が大事です。

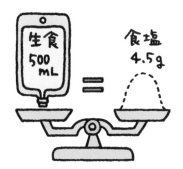

参考文献

1）アンカロン注 150 添付文書. https://www.info.pmda.go.jp/go/pack/2129410A1028_1_13/（2021.1.25 アクセス）.
2）ハンプ注射用 1000 添付文書. https://www.info.pmda.go.jp/go/pack/2179400D1022_3_05/（2021.1.25 アクセス）.
3）ダントリウム静注用 20mg 添付文書. https://www.info.pmda.go.jp/go/pack/1229402D1039_2_02/（2021.1.25 アクセス）.
4）鹿原史寿子. "麻酔中の諸問題への対応". 臨床小児麻酔ハンドブック. 改訂第 4 版. 香川哲郎ほか編. 東京, 診断と治療社, 2020, 66-7.
5）巾正美. "注射により投与する製剤". 製剤学. 改訂第 7 版. 山本昌ほか編. 東京, 南江堂, 2017, 127-43.

よいラベル、悪いラベル

　薬剤をシリンジに吸ったり希釈したりした後は、すぐにラベルを貼りますよね。薬剤の取り違えを防ぐために重要です。薬剤を希釈した場合には、どのように希釈したかを記載する必要があります。

　希釈された薬剤の情報としてなにが重要か。それは、<u>薬の名前と薬液の濃度</u>です。この 2 つの情報をしっかり書くことが大事です。薬の名前は問題ないでしょうが、濃度についてはあいまいにならないように注意しましょう。

　ここで、よいラベルと悪いラベルの例を挙げてみます。

　　悪い例①：フェンタニル 1A

　　悪い例②：フェンタニル 1A ＋生理食塩水 40 mL

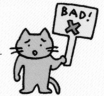

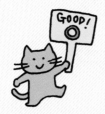

　　よい例①：フェンタニル 0.5 mg（10 mL）＋生理食塩水 40 mL

　　よい例②：フェンタニル 0.5 mg ／ 50 mL

　「悪い例①」は、フェンタニルをどのくらい希釈したかがわからないので NG です。「悪い例②」も一見よさそうですが、フェンタニルのアンプルには複数のサイズがある（0.1 mg と 0.5 mg など）ので、やはり NG です。A のような単位は、複数のサイズがある薬剤ではミスにつながる可能性がありますので、やはり「よい例①」のように、しっかり<u>薬剤量（mg）と薬液量（mL）をラベルに書く</u>ことが重要です。「よい例②」も、薬液の濃度がわかるので OK です。

アンプルにラベルシールがついているものも多いですよね。薬剤を希釈しない（原液を使う）場合は、そのシールをシリンジに貼ればOKでしょう。ちなみに、手術室でよく見るネオシネジンのラベルって、きれいに剥がすのむずかしくないですか？

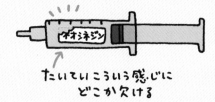

たいていこういう感じに
どこか欠ける

手術によって使う抗菌薬が違うのはなぜですか？セファゾリンが多いみたいですが……

「SSI」というワードを知っておこう

手術前の抗菌薬は、SSI 予防のために行われています。SSI とは、手術部位感染（surgical site infection）のことで、手術の切開創や手術に関連した臓器、その周囲の感染のことです。この SSI の予防のために、抗菌薬を正しく使うだけでなく、手術の前日か当日に患者さんにシャワーを浴びてもらう、前もって剃毛しないなども行われています。

ターゲットを考えると抗菌薬がわかる

手術の種類は、診療科や部位によってさまざまですが、多くの手術はまず皮膚を切開します。普段から皮膚にいる細菌（常在菌）は、いつもどおり皮膚にいるうちは無害ですが、いつもと違う場所、つまり皮下組織や関節、骨髄などに行くと悪さ（いわゆる感染）をすることがあります。ということで、一般外科、心臓外科、整形外科、脳外科などでは、皮膚の常在菌（黄色ブドウ球菌や連鎖球菌など）が、SSI 予防の抗菌薬のターゲットになります。

この黄色ブドウ球菌や連鎖球菌によく効く抗菌薬が、セファゾリンです。抗菌薬もいろいろな種類がありますが、セファゾリンは第 1 世代のセファロスポリン（セフェム）というグループの薬で、筋肉や皮下組織、関節内などにもよく移行します。セファゾリンが SSI 予防に使われる理由がわかりますよね。

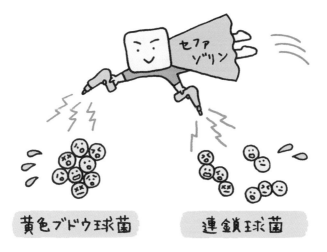

黄色ブドウ球菌　　　連鎖球菌

　一方で、皮膚の常在菌以外も SSI 予防のターゲットにする必要がある手術があります。下部消化管（大腸など）や婦人科の手術では、お腹のなかの嫌気性菌（*Bacteroides fragilis* など）や腸内細菌などもターゲットになります。そのため、これらの菌にも効くセフメタゾールなどが使われます。また、耳鼻科や口腔外科、肺の手術では、口の中にいる嫌気性菌や連鎖球菌も問題になってくるので、これらをターゲットにしてスルバクタム・アンピシリン（ユナシン® など）が使われます。手術によってターゲットとなる臓器や細菌が違えば、使用する抗菌薬も変わってくるということですね。

抗菌薬の投与方法もポイントです

　SSI 予防の抗菌薬について、種類以外にもいくつかポイントがあります。
①初回の投与は、手術が始まる 60 分以内に投与します。
②手術が長引いた場合は、追加の投与が必要です。セファゾリンの場合は 3 〜 4 時間おきくらいに追加投与します。
③大量出血（1,500 mL 以上）が起きた場合は、前回の投与から時間が空いていなくても追加投与します。

これらのポイントは、オペナースもしっかり把握しておきましょう。

　なお、ここで紹介した抗菌薬の種類や投与法は、患者さんの体重やアレルギーの有無、腎機能などによって変更や調整が必要になることがあります。セファゾリンはほとんどの場合1g を使用しますが、体重が80kg以上であれば2g 使用することもあります。腎機能が悪ければ、追加投与の間隔を3～4時間より長くします。それぞれの症例に合わせて、麻酔科医または主治医に確認してくださいね。

参考文献

1）　World Health Organization. Global Guidelines for the Prevention of Surgical Site Infection. 2016.
2）　日本化学療法学会，日本外科感染症学会．術後感染予防抗菌薬適正使用のための実践ガイドライン．2016, 80p.
3）　岩田健太郎．"セファロスポリン"．抗菌薬の考え方，使い方：魔断よ，ふたたび……．ver.4．東京，中外医学社，2018, 252-92.

Q 23 輸液の速度はどうやって決めているのですか?

適切な輸液の量はだれも知らない!?

手術室にいるほぼすべての患者さんって、輸液をしますよね。どうやって輸液の速度を決めているのでしょうか。この質問は、麻酔科医泣かせの質問です。

結論からいうと、「こういうふうに輸液の速度を決めています!」とひとことで正解を答えることはできません。というのも、今の時点ではどのくらい輸液をするのが正しいのかを知っている人がいないからです。輸液の量について多くの研究が発表されていますが、「輸液はこうだ!」という結論は出ていません。輸液が多すぎるのも少なすぎるのもダメらしいということはわかっています。多すぎると心不全になったり腸管がむくんだりしますし、少なすぎると腎臓にダメージが出たりします。

とある研究では、お腹の手術における輸液はだいたい 5 〜 8 mL/kg/ 時（つまり 1 時間に、患者さんの体重 1 kg につき輸液が 5 〜 8 mL）くらいになるといわれていますが、もちろん、必要な輸液の量は患者さんの状態や手術の内容、手術の進行によって大きく異なります。侵襲が大きい手術（開腹手術など）のほうが輸液量は多くなります。そのため、「1 時間に○mL 輸液すれば OK !」というものはありません。

とはいっても、みなさんが知りたいのはこういう答えではないと思いますので、麻酔科医がどんな考えで輸液をしているかを解説してみます。

輸液の量を判断するための情報

　輸液の量を決めるときにまず重要なのは、バイタルサインが保たれているかどうかです。血圧などのバイタルサインが保たれていることは、身体の各臓器の血流が保たれ、各臓器に酸素がちゃんと運ばれていることにつながります。手術中は出血や手術の侵襲で、血管内の容積（血液と思ってもらっていいです）が失われやすいので、血圧が低いときや頻脈のときは、まず「輸液は足りているだろうか？」と考えます。出血しない手術でも、手術の侵襲が加わるだけで、ある程度の輸液は必要になりますし、出血した場合には出血量よりも多い量の輸液が必要です。たとえば 500 mL 出血したときの輸液は 500 mL では足りないことが多く、1,000 mL 以上必要になることが多いです。そのほか、尿量が保たれていれば、ある程度は各臓器の血流が保たれているといえるので、尿量も判断材料にしています。

　2つ目は、患者さんの背景や状態も考えています。患者さんの病歴だけでなく、手術の前にどのくらい絶飲食の時間があったのか、手術の前に経口摂取はできていたのか、下痢や嘔吐はしていないか、ドレーンやイレウス管からどのくらいの体液が引けているのか、なども重要な情報です。

　3つ目。身体所見や検査結果も輸液量を決めるときに重要です。舌が乾いていれば脱水状態が予想されますし、手足の皮膚が冷たかったり、爪をぎゅーっと押して離したときに赤みが戻るまでの時間（CRT：capillary refilling time ／正常は 2 秒以内）が遅かったりすれば、末梢の循環が悪いのかもと考えます。血液検査、エコーや胸部 X 線検査なども、もちろん判断材料です。

輸液の考え方について 最近のトレンド

　ひと昔（ふた昔？）前は、バイタルサインや尿量だけで輸液の量を決めていましたが、これだと輸液をし過ぎる傾向にあることがわかってきました。そこで、輸液が必要かどうかを見るためにフロートラック（Q55 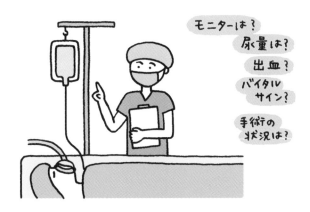 p.196）のようなモニターや、経食道心エコーなどを参考にするようになってきました。Q55（☞ p.196）で解説する SVV（stroke volume variation）や、脈圧が呼吸によってどのくらい変化するか（PPV：pulse pressure variation）、パルスオキシメータの波形が呼吸によってどのくらい影響を受けるか（PVI：pleth variability index）なども、輸液量を判断するときの指標になります。しかし、こういったモニターをすべての患者さんに使うわけでもないので（合併症もあり得るし、コストの問題もあります）、実際は麻酔科医の経験やカンなどの要素に頼っている部分も大きいと思います。

　最近では、血圧が低いときに少量（100 〜 250 mL ほど）の輸液をだーっと投与し（「輸液ミニチャレンジ」などといわれています）、これによって血圧が上昇したり心拍出量（心臓から送り出される血液の量）が増えたりするかを確かめながら輸液をするのが有用かもといわれています。

モニターは？
尿量は？
出血？
バイタルサイン？
手術の状況は？

まとめると、この質問に対する回答は、麻酔科医は患者さんのバイタルサインや手術の状況、患者さんの背景、出血量、尿量、身体所見、各種モニター、血液検査の結果、輸液をして効果があったかなどから、どのくらい輸液をするかを総合的に判断している、ということになります。麻酔科医は日々、「輸液量は適切か？」といろいろ悩みながら管理をしているのです。

参考文献

1）Miller, RD. Miller's Anesthesia. 8ed. Elsevier, 2014, 1773-808.
2）Tatara, T. et al. The effect of duration of surgery on fluid balance during abdominal surgery : a mathematical model. Anesth Analg. 109 (1), 2009, 211-6.
3）Myles, PS. et al. Restrictive versus Liberal Fluid Therapy for Major Abdominal Surgery. N Engl J Med. 378(24), 2018, 2263-74.
4）Biais, M. et al. Mini-fluid Challenge of 100 ml of Crystalloid Predicts Fluid Responsiveness in the Operating Room. Anesthesiology. 127 (3), 2017, 450-6.

Q / 24

晶質液と膠質液ってなんですか？ ボルベン®やアルブミン製剤はどんなときに使いますか？

急性期の基本は晶質液！

晶質液（crystalloid）と膠質液（colloid）のおおよその分類は、以下のようになります。

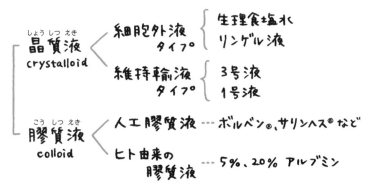

リンゲル液…フィジオ®140、ピカーボン®、ソルアセト®F、ラクテック®など
3号液…ソルデム®3A、ソリタ®T3、KN3号など
1号液…ソルデム®1、ソリタ®T1、KN1号など

　手術室で使われるおもな晶質液は、細胞外液、もしくはリンゲル液とよばれるものです。手術室やICU、救急などの急性期の現場では、「晶質液＝細胞外液」のようなニュアンスで使われることが多いですね。手術中の基本的な輸液としては、この晶質液を用います。

晶質液は、血管に入ると徐々に血管の外に移動するという性質があります。細胞外液は電解質のバランスが血液に近く、ナトリウム（Na）の濃度が 130 ～ 140 mEq/L くらいのものが多いです。たくさんの商品があるので、自分の施設で使われている Na 130 ～ 140 mEq/L くらいの輸液を探してみてください。

膠質液の使いどころは？

一方、膠質液は血管内にとどまりやすいという性質があります。そのため膠質液は、血管内の容量を満たす目的で使われます。

膠質液には、人工的な膠質液（ボルベン® など）とヒト由来の膠質液（5%、20% アルブミン）があります。人工膠質液には HES という物質が含まれています。HES の S はスターチ、つまりデンプンですね。人工膠質液とアルブミンの違いですが、アルブミンのほうが人工膠質液よりも高価です。また、人工膠質液には使用できる上限量があります。

現時点ではどんなときに膠質液を使うべきかというはっきりとした決まりはありません。そのため、膠質液の使い方は施設や麻酔科医によってばらつきがあります。ただし人工膠質液を大量に使うと、腎臓にダメージが出たり、輸血が必要になったりする可能性が高いことが示されています。

膠質液使用の具体的な例を示します。私は、基本的には晶質液を手術中の輸液として使用しています。膠質液の使いどころとしては、大出血をした際に血管内のボリュームを効率的に補充したいときや、長時間の手術で晶質液のみでは対応しにくいとき（徐々に頻脈になってきて尿量が減ってくるときなど）などに使用しています。膠質液をうまく使うことで、全体の輸液の量を減らすことができます。ただし、大出血の際に膠質液ばかりをたくさん投与しても、赤血球や凝固因子などは補充されず薄まる一方なので、輸血の必要性を考えながら使用しています。

参考文献

1) Ronald, DM. et al. Basics of Anesthesiac. 7ed. Elsevier, 2017, 395-401.
2) 大野博司. "輸液管理". ICU ／ CCU の薬の考え方, 使い方. ver.2. 東京, 中外医学社, 2016, 109-53.
3) 安村敏ほか. 科学的根拠に基づいたアルブミン製剤の使用ガイドライン. 第 2 版. 日本輸血細胞治療学会誌. 64(6), 2018, 700-17.
4) Lewis, SR. et al. Colloids versus crystalloids for fluid resuscitation in critically ill people. Cochrane Database Syst Rev. 8（8）, 2018, CD000567.

第**2**章

これまで教えてもらえなかった薬剤・輸液・輸血の話

輸血するときの注意点を教えてください。

　ここでは、輸血全般（赤血球〔RBC〕、新鮮凍結血漿〔FFP〕、血小板〔PC〕）に共通する注意点をお話します。手術室は、病院の中でも輸血をする頻度がかなり高い部署ですので、オペナースにとって輸血の知識はとても重要です。

輸血は移植!?

　もっとも重要なのは、正しい製剤が正しい患者さんに使用されることを確認し、不適合輸血を防ぐことです。患者さんの状態を改善するために投与した輸血が誤っていて、より状況を悪くしたなんてことは絶対避けなければなりません。そのため、輸血開始前の患者さんと血液製剤（血液バッグ）の確認、そして交差適合表の確認は、どんなに緊急事態でも必ずしなければなりません。患者さんの名前だけでなく、患者さんと血液製剤の血液型（ABO 血液型と Rh 血液型）が一致しているかをダブルチェックすることが重要です。輸血も移植の一つと考えておくのがよいでしょう。

輸血ならではの副作用も

　また、輸血に関連した合併症で死亡率が高いものに、TRALI（輸血関連急性肺障害：transfusion related acute lung injury）と、TACO（輸血関連循環過負荷：transfusion associated circulatory overload）というものがあります。TRALI は輸血後 6 時間以内に起こる肺水腫で、輸血に関連する死亡の原因でもっとも多いものです。TACO も肺水腫になりますが、

これは急速に多量に輸血した場合に心臓に負荷がかかることによって起きます。TRALIやTACOはまれなものですが、発生すると死亡率が高いため、いつも注意しています。

わりとよく遭遇する、輸血によるアレルギー反応

そのほか輸血による副作用の一つに、アレルギー反応があります。よくあるのは蕁麻疹（じんましん）のような皮疹が出るものです。重症例ではアナフィラキシー（血圧の低下や皮膚の発赤など）になることもあり、その際はすぐに輸血を中止する必要があります。このような副作用は、輸血を開始してから早い時期に起こることが多く、輸血を開始してしばらくは、より注意深くバイタルサインや患者さんの状態を確認する必要があります。とくに、手術中は患者さんの身体がドレープで覆われているので、アナフィラキシーを疑ったときはドレープをとり、皮膚症状を確認する必要があります。

アレルギー反応への対応としては、クロルフェニラミン（ポララミン®）やファモチジン（ガスター®）などを使用することがあります。重度の場合は、アナフィラキシーに準じた対応（Q43 ☞ p.155）が必要になります。

輸血製剤には、ウイルスなど病原体の伝播や、感染、免疫学的な合併症が生じる危険性がわずかにあります。これらのリスクを減らすために、あらかじめ出血が予想されている手術では、自己血が準備されていることがあります。自己血輸血とは、手術の前にあらかじめ自分の血液を採血して保管しておき、手術中にその血液を戻すという作戦です。

輸血を始めるときのポイント

輸血を行うときの準備としては、フィルターがついている輸血専用の回路を使用します。基本的なことですが、緊急事態で急いでいるときには忘れがちなので注意しましょう。

もう1つ、新人さんがやりがちなミスがあります。普段の輸液のよう

に輸血バッグを点滴スタンドにぶら下げ、輸血バッグのキャップを切って輸血セットを刺そうとすると、だーっと血液製剤が出てくることがありますので、ご注意を。

参考文献

1) Ronald, DM. et al. Basics of Anesthesiac. 7ed. Elsevier, 2017, 407-10.
2) 稲田英一編. 麻酔科研修ノート. 改訂第 3 版. 東京, 診断と治療社, 2018, 257-60.
3) 厚生労働省医薬食品局血液対策課. 「血液製剤の使用指針」(改定版). 平成 31 年 3 月. https://www.mhlw.go.jp/content/11127000/000493546.pdf（2021.1.25 アクセス）

Q 26
赤血球（RBC）を輸血するタイミングはどうやって決めていますか？注意点はありますか？

　出血量が多くなれば貧血になる、だから輸血をするというのは、みなさんが知っているとおりです。では、なぜ貧血はよくないのでしょうか？

そもそも貧血って、なぜよくないの？

　赤血球に含まれるヘモグロビン（Hb：hemoglobin）は、全身に酸素を運ぶ役割を担っています。ヘモグロビンのことを「ハーベー」とドイツ語でよぶ人も、ときどきいますね。出血によって血液が失われ、ヘモグロビンの濃度が低下すると、全身に酸素を運ぶ機能が低下してしまうので、全身に酸素を届けるために「赤血球を輸血して補充しよう！」ということになります。

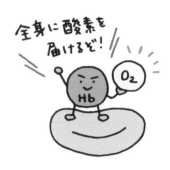

　というわけで、赤血球輸血をするタイミングを考えるときには、ヘモグロビンの濃度がひとつの目安になります。血液検査でヘモグロビンの濃度を測定し、6 g/dL を下回っていれば、ほとんどの場合で輸血が必要です。手術室では、7〜8 g/dL くらいを目安にすることも多いですし、患者さんの状態によっては、10 g/dL くらいを目安にすることもあります。

ヘモグロビンだけで判断するわけではない

　ここで注意点ですが、一気に出血したときは出血量の割にヘモグロビン

濃度はあまり下がらないことがあります。だからといって輸血をしなくてよいということではなく、循環を保つため（全身の臓器に酸素を届けるため）には、適切に輸液や輸血をする必要があるので、出血量も輸血をするか判断するために大事な情報です。

とはいえ、ヘモグロビンの濃度や出血量だけで輸血をするかどうかを決定するわけではありません。輸血にはデメリットもあるので、必要のない輸血はできるだけ避けたいところです。患者さんの全身状態やバイタルサイン、手術の進行状況、過去に輸血をしたことがあるかなどから、総合的に輸血をするかどうかを判断します。オペナースは、患者さんのバイタルサインや出血量のカウントなどもこまめに確認し、手術室のスタッフ全員で情報を共有することが重要になります。

体温と電解質にも注意！

赤血球を輸血するときの注意点ですが、赤血球製剤は2〜6℃で保管されているため、そのまま患者さんに投与すると低体温になってしまいます。低体温になると、血液が凝固しにくくなり、出血量が増えることにつながるので、多くの場合、赤血球製剤は加温しながら投与します。輸血製剤専用の加温器も、スムーズに使用できるように準備しておきましょう。

そのほかの副作用としては、高カリウム血症があります。赤血球製剤にはカリウムが含まれており、大量に輸血すれば、高カリウム血症になる可能性があります。そのためヘモグロビン濃度だけでなく、カリウムやカルシウムなどの電解質もチェックしながら輸血を行います。採血から時間がたっている血液製剤ほどカリウムが高くなります。またカリウム除去フィルターを使用することで、輸血によるカリウム上昇を防ぐことができます。

　ちなみに、身体のさまざまな細胞の世界を擬人化して描いた漫画『はたらく細胞』（清水茜 著／講談社）では、主人公の赤血球の女の子が、毎日全身に酸素を届けるためにがんばっている様子が描かれていますよ。

参考文献

1）Ronald, DM. et al. Basics of Anesthesiac. 7ed. Elsevier, 2017, 402-9.
2）稲田英一編. 麻酔科研修ノート. 改訂第 3 版. 東京, 診断と治療社, 2018, 257-60.
3）厚生労働省医薬・生活衛生局. 血液製剤の使用指針. 平成 31 年 3 月. https://www.mhlw.go.jp/content/11127000/000493546.pdf（2021.1.25 アクセス）

新鮮凍結血漿（FFP）を投与するのはどんなときですか？注意点はありますか？

　「FFP、すぐとかして！」なんていう慌ただしい状況を経験した人もいるのではないでしょうか？　まずは、新鮮凍結血漿（FFP：fresh frozen plasma）はどんな種類の血液製剤か確認してみましょう。

FFP には凝固因子が含まれる

　FFP は「新鮮凍結血漿」という名前のとおり、献血で得られた血液の「血漿」を「凍結」させたものです。血漿というのは、血液から血球成分を除いたものです。血漿には「凝固因子」という血液が固まるために必要な成分が含まれています。フィブリノゲンも凝固因子の一つですね。凝固因子は、出血を止めるために重要な役割を果たしています。つまり、FFP は凝固因子を補充するために使われます。

どんなときに凝固因子を補充するのか

　では、どんなときに凝固因子の補充が必要になるのでしょうか。出血が起きると、その出血を止めるために凝固因子が消費されます。出血の量が多くなってくると、凝固因子はどんどん消費されて数が減っていきます。すると、ますます出血が止まりにくくなって、さらに凝固因子が減っていって……という悪循環になってしまうので、そうなる前に凝固因子を補充したいところです。最近では、大量出血時に赤血球だけを輸血するのだけでなく、早めに赤血球・FFP・血小板を同じくらいの割合で輸血するのがよいといわれています。

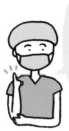

出血した
ときにFFPを
入れるのは、
凝固因子の
補充のため
です！

　プロトロンビン時間（PT：prothrombin time）や活性化部分トロンボプラスチン時間（APTT：activated partial thromboplastin time）などの凝固検査も、FFP を使用するかを判断する参考になります。だいたいの目安としては、正常の 2 倍以上延長していれば FFP の投与を考慮します。またフィブリノゲンが 150 mg/dL を切るときも、FFP が必要かもしれません。しかし、手術室では凝固検査の結果を待っている間にもどんどん状況が変わるので、凝固検査の結果を待たずに FFP 投与を開始することも多いです。

FFP は、とかさないと使えない！

　FFP を使用する際の注意点ですが、FFP は冷凍庫に保管され凍っているので、使用する前にとかさなければなりません（とけるまでに 15 〜30 分くらいかかります）。そのため、FFP が必要な状態になってからあわてて FFP をとかす準備を始めるのでは、遅れが出てしまいます。オペナースは、手術の状況や出血量などの情報を執刀医や麻酔科医と共有しながら、スムーズに準備できるよう意識しましょう。また、FFP は凍っているので、輸血バッグが破損していることがまれにあります。破損がないかも確認しましょう。

ちなみに、FFP をとかしたけれども、すぐには使わない状況があるかもしれません。そんなときは、とかした FFP は冷蔵（4℃）保存し 24 時間以内に使いましょう。

参考文献

1）Ronald, DM. et al. Basics of Anesthesiac. 7ed. Elsevier, 2017, 406-7.
2）稲田英一編. 麻酔科研修ノート. 改訂第 3 版. 東京, 診断と治療社, 2018, 266-8.
3）厚生労働省医薬・生活衛生局. 血液製剤の使用指針. 平成 31 年 3 月. https://www.mhlw.go.jp/content/11127000/000493546.pdf（2021.1.25 アクセス）
4）松下正ほか. 科学的根拠に基づいた新鮮凍結血漿（FFP）の使用ガイドライン：改訂第 2 版. 日本輸血細胞治療学会誌. 65（3）, 2019, 525-37.
5）宮田茂樹ほか. 大量出血症例に対する血液製剤の適正な使用のガイドライン. 日本輸血細胞治療学会誌. 65（1）, 2019, 21-92.

血小板濃厚液（PC）を投与するのはどんなときですか？注意点はありますか？

止血のために重要な血小板

血小板は出血を止める（止血）ために重要なはたらきをしています。そのため血小板が少なくなってしまったときは、血小板輸血が必要です。<u>大量出血が起きたときには、出血を止めるために凝固因子だけでなく血小板も消費されるので、血小板輸血が必要になります。</u>

血小板数の目安

では、どのくらい血小板が減ってしまったときに、血小板輸血が必要となるのでしょうか。患者さんの状態や状況によって変わりますが、<u>手術室ではだいたい5万/μLくらいが目安</u>になります。そのほかにも、「術野でじわじわとした出血（oozingといいます）が止まらない！」といった状態ならば、血小板の数がある程度あっても輸血を考慮します。弓部大動脈置換術（大動脈の一部を人工血管に取り換える手術）などの大血管手術では、人工心肺が終わった後に血小板輸血が必要となることも多いですね。また、頭の中の手術（外傷による頭蓋内出血など）では、血小板数が10万/μL以上保つぐらいを目安に血小板輸血をすることもあります。

4日しかもたない血小板製剤

注意点ですが、血小板製剤を使うときは血小板輸血セット（血小板輸血用の輸血ライン）を用います。そして<u>血小板製剤は、室温（20〜24℃）</u>

で振盪しながら保存します。室温で
保存ということは、細菌なども繁殖
しやすいということで、ほかの血液
製剤と違って採血後4日間しか有
効期間がありません（ちなみに、赤
血球製剤は21日間、新鮮凍結血漿
は1年間）。期限切れにも注意が必
要です。

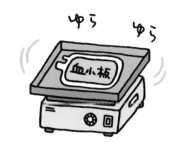

　血小板濃厚液（PC：platelet concentrates）は4日しか有効期間がな
いため、とりわけ貴重です。オーダーしてからすぐに手に入らないことも
多いため、急遽使用することになった際は、オペナースは「いつ血小板製
剤が届く見込みなのか」について輸血部と連絡を取り合いながら、麻酔科
医、外科医などに情報を伝達してもらえると助かります。

　とくに貴重な血小板製剤ですので、最後の一滴まで大事に使おうと思っ
ています。

参考文献

1）Ronald, DM. et al. Basics of Anesthesiac. 7ed. Elsevier, 2017, 406-7.
2）稲田英一編. 麻酔科研修ノート. 改訂第3版. 東京, 診断と治療社, 2018, 266-8.
3）厚生労働省医薬・生活衛生局. 血液製剤の使用指針. 平成31年3月. https://www.mhlw.go.jp/content/11127000/000493546.pdf（2021.1.25アクセス）

第2章
これまで教えてもらえなかった薬剤・輸液・輸血の話

輸血しているときにカルシウムを補充することがあるのはなぜですか?

クエン酸とカルシウムは仲良し!?

輸血しているときに、グルコン酸カルシウム（カルチコール）や塩化カルシウムなどを使用しているのを見たことがありますか? なぜ、輸血しているときにカルシウムが関係あるのでしょうか。これは、輸血製剤に含まれているクエン酸が関係しています。

輸血製剤の中のクエン酸は、血液が固まらないようにするために入っています。通常、このクエン酸は肝臓ですぐに代謝されるので問題になりませんが、短時間で多量に輸血した場合には、クエン酸を代謝しきれなくなってしまいます。そうすると、クエン酸が血液中のイオン化カルシウム（Ca^{2+}）と結合し、血液中の Ca^{2+} が低下してしまうというわけです。

イオン化カルシウムの値の目安

Ca^{2+} の正常値はだいたい 1.15 〜 1.33 mmol/L で、これは血液ガス分析検査（いわゆる血ガス）で測定できます。Ca^{2+} は心臓の筋肉の収縮に関与しているため、Ca^{2+} が低下してしまうと、低血圧になることがあります。また、手指のしびれ、悪心が現れることがあります。そこで、輸血を短時間に多量にする場合は、カルシウムを補充する必要が出てきます。カルシウム補充の目安は厳密には定まっていませんが、私は Ca^{2+} が 1.00 mmol/L を下回らないくらいを目安に補充しています。

実際に使う薬剤

　カルシウムの補充としては、グルコン酸カルシウム（カルチコール）や塩化カルシウムがよく使われます。グルコン酸カルシウムは末梢静脈ラインから投与できますが、塩化カルシウムは血管から漏れた場合に組織がダメージを受けるため、中心静脈（CV：central venous ／ Q06 p.24）から投与することが多いです。輸血がたくさん必要になるような状況のときに、グルコン酸カルシウムや塩化カルシウムなどをすぐに使えるように準備しておけたら、かっこいいオペナースですね。

参考文献

1) Ronald, DM. et al. Basics of Anesthesiac. 7ed. Elsevier, 2017, 409.
2) Miller, RD. Miller's Anesthesia. 8ed. Elsevier, 2014, 1850.
3) 厚生労働省医薬・生活衛生局. 血液製剤の使用指針. 平成 31 年 3 月. https://www.mhlw.go.jp/content/11127000/000493546.pdf（2021.1.25 アクセス）
4) 井上義崇ほか. 術中大量出血症例の血漿イオン化カルシウムおよび血漿イオン化マグネシウム濃度の検討. 日本臨床麻酔学会誌. 21（4）, 2001, 196-201.
5) 石川恵理ほか. 塩化カルシウムが著効したジルチアゼムなどの大量服薬の 2 症例. 日本救急学会誌. 22（5）, 2011, 236-42.

セルセーバーはどんなときに使いますか？
どんなしくみになっていますか？

自己血輸血は3タイプある

まず、自己血輸血について簡単に復習しておきましょう。自己血輸血は3種類あります。

①手術の前にあらかじめ血液を採取しておく（貯血式）
②手術室に来てから、手術が始まる前に輸液をしつつ血液を採取する（希釈式）
③手術中（まれに手術後）の出血を回収し、洗浄して使う（回収式）
そして、この自己血回収に使う装置の商品名が、「セルセーバー」です。

回収式の自己血輸血では、手術中の出血をセルセーバーに回収します。この回収した血液にヘパリンを加え、セルセーバーの中で遠心（高速で回転させて成分を分ける）後、生理食塩水で洗浄します。その後、洗浄された赤血球が返血バッグにたまります。回収された血液は、通常の輸血のように輸血セットを通して、4時間以内（冷蔵保存した場合は24時間以内）に使用します。

回収式自己血輸血の特徴

回収式の自己血輸血のメリットは、なんといってもほかの人から採取された輸血を避ける／減らすことができるという点です。回収血はもともと自分の血液なので、輸血に関連する合併症（感染症やアレルギー反応など）

のリスクは少なくなります。一方でデメリットは、赤血球しか含まれておらず、凝固因子や血小板などは含まれていないことです。そのため出血に対して回収血だけを使用していると、血液が凝固しにくくなるため、必要に応じて新鮮凍結血漿（FFP）や血小板などを補充する必要があります。

回収式自己血輸血の注意点は？

　しかし、回収式の自己血輸血ができない場合もあります。悪性疾患（各種の癌など）や、感染がある場合などは行いません。また、基本的には600 mL以上の出血がある場合に診療報酬が算定できるので、600 mL以上の出血が見込まれる場合に行います。

　注意点ですが、回収血がほかの患者さんに使われてしまう事態は避けなければいけません。返血バッグには、回収日時と患者氏名を明記しましょう。手術室で回収血を使用せず、病棟や集中治療室に回収血を持ち帰る場合は、とくに取り違えに注意が必要です。また出血量のカウントですが、ガーゼの出血量と通常のサクションに加え、セルセーバー側に回収された出血もあることを忘れずに。

参考文献

1）岡田慎也ほか．大量出血時のコマンダーとして自己血回収装置を使いこなそう．LiSA．27（6），2020，654-9．
2）厚生労働省医薬・生活衛生局．血液製剤の使用指針．平成31年3月．https://www.mhlw.go.jp/content/11127000/000493546.pdf（2021.1.25アクセス）
3）回収式自己血輸血実施基準（2012）．日本自己血輸血学会．http://www.jsat.jp/jsat_web/standard2012/standard2012.pdf（2021.1.25アクセス）．
4）医科点数表の解釈 令和2年4月版．東京，社会保険研究所，2020，859-60．

業界用語

　手術室ではいろんな業界用語（のようなもの？）が飛び交っています。それは、英語だったり、ドイツ語だったり、略語だったり。こういう業界用語には、ときどき注意が必要です。

　「今日の PD の患者さん、大丈夫そう？」

　「今日の PD ですか？　癒着はあまりなさそうですよ」

　「ふーん（癒着…??）」

　たとえば、上の会話で出てきた『PD』。「合併症にパーキンソン病（Parkinson's disease：PD）がある患者さんは大丈夫そう？」と聞いたつもりが、相手は膵頭十二指腸切除術（pancreaticoduodenectomy：PD）のことだと思って答えているので、かみ合わない状況です。

　その施設、その部署によってさまざまな言葉が使われていることがありますが、相手に正しく伝えるためには、業界用語（略語など）をあまり使い過ぎないように意識しましょう。とくに、その言葉がなにを指しているのかをちゃんと理解していないのに使用するのは NG です。

　かつて、とあるスタッフ（私がいる施設と直接関係はありません）に、「指示どおりアナペイン® 10 mL を『iv』しました！」と言われたことがありました。アナペイン® のような局所麻酔薬を静脈内投与すると局所麻酔薬中毒の可能性があるので、アナペイン® を静脈注射（iv：intravenous injection）するという使い方はあり得ないので、私は本当にびっくり！しました。その後、詳しく確認したところ、私の指示どおり「硬膜外カテーテ

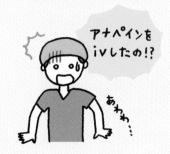

アナペインを
ivしたの!?

あわわ…

ルからアナペイン®を 10 mL 投与」してくれたようでした。そのスタッフは「iv」の正しい意味を知らず、「投与する」のような意味だと思って使用していたようです。

　医療の現場では、小さな誤解が大きな事故につながる可能性があります。手術室のプロであるオペナースとして、自分が使用する言葉の意味をしっかり理解し、誤解が起きないように正しく情報を伝達したいですね。

今アツい、
区域麻酔

脊髄くも膜下麻酔と硬膜外麻酔の違いを教えてください。

　脊髄くも膜下麻酔と硬膜外麻酔、どちらも手術室では毎日のように行われていますね。どちらも背中に針を刺しますが、この2つ、大きな違いがあります。ここでは、5つのテーマで比較してみます。

1つめ「針を刺す場所」でみた違い

　どちらも背中に、もう少し詳しくいうと脊椎の近くに針を刺しますが、脊髄くも膜下麻酔は腰（腰椎）にしか刺しません。腰椎の3番目（L3）と4番目（L4）の間に刺すことが多く、その1つ上下にも刺すことがあります。一方で、硬膜外麻酔は、首（頸椎）からお尻（仙骨）まで、基本的に脊椎のどの位置でもできます。たいていは胸椎から腰椎の高さが多いですね。

2つめ「針を刺す深さ」でみた違い

　どちらも背中に刺しますが、針を刺す深さが違います。脊髄くも膜下麻酔のほうが深く（脊髄近くまで）針を刺します。脊髄くも膜下麻酔では、脊髄の外側の硬膜という膜を破り、脳脊髄液（髄液）が出てくるのを確認して薬液を入れます。一方、硬膜外麻酔では、硬膜を破らず硬膜より浅いところ（硬膜外腔といいます）にカテーテルを留置します。脊髄くも膜下麻酔では硬膜を破りますが、硬膜外麻酔は硬膜を破ったら失敗です。つまり、硬膜外麻酔のほうが繊細な針さばきが必要なので、少しむずかしいです。オペナースは、患者さんが動かないように声かけをしながらサポートしましょう。

硬膜外麻酔と脊髄くも膜下麻酔（脊椎を横から見たところ〔矢状断〕）

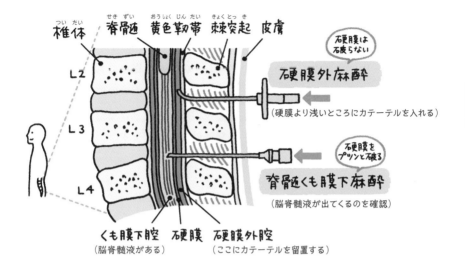

３つめ「効果範囲」でみた違い

脊髄くも膜下麻酔はおもに下半身全体に効くので、下腹部や下肢の手術に使用できます。硬膜外麻酔は刺した位置によって効果範囲が変わり、刺した場所に対応した部分に効果が出ます。たとえば、胸椎の10番目（T10）付近に刺した場合、臍を中心とした腹部全体に効果がありますが、胸や下肢への効果はほぼありません。

デルマトーム

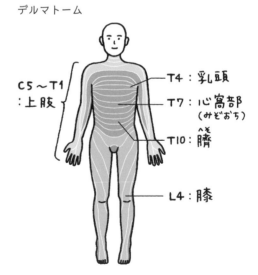

113

4つめ「効果時間」でみた違い

脊髄くも膜下麻酔は2～3時間程度効果がありますが、硬膜外麻酔はカテーテルを留置している間は効果が続きます。硬膜外カテーテルはたいてい数日間、入れておくことが多いです。そのため、脊髄くも膜下麻酔はおもに比較的短時間で終わる下腹部または下半身の手術中の麻酔として使われます。一方で、硬膜外麻酔は手術の後の痛みを和らげる目的で使われることが多いです。もちろん手術中の鎮痛効果もあります。

5つめ「歴史」でみた違い

どちらも世界で最初に行われたのは1900年ごろで、日本でも戦前から行われていた麻酔法ですが、脊髄くも膜下麻酔のほうがやや歴史が古く、1900年ごろから使用されていたようです。一方で現在の形に近い硬膜外麻酔が普及したのは1950年ごろのようです。華岡青洲が全身麻酔を初めて行ったのが1804年ですので、脊髄くも膜下麻酔や硬膜外麻酔の歴史はそれより100年くらい新しいというのが、なんか不思議ですね。

というわけで、5つのテーマから脊髄くも膜下麻酔と硬膜外麻酔の違いをお話ししました。この2つ、似ているようでだいぶ違うということが、おわかりいただけましたか？

参考文献

1) 髙畑治ほか．"区域麻酔の歴史"．麻酔科医のための区域麻酔スタンダード．横山正尚専門編集．東京，中山書店，2015, 8-14.
2) 松木明知．華岡青洲の医術と思想に対する謬説．麻酔．65（11），2016, 1184-9.
3) Ronald, DM. et al. Basics of Anesthesia. 7ed. Elsevier, 2017, 283.

脊髄くも膜下麻酔や硬膜外麻酔の介助時の注意点はありますか？　患者さんにどんな声かけをすればよいですか？

適切な体位でスムーズに

　介助するときにいちばん大切なのは、穿刺時の体位です。脊髄くも膜下麻酔や硬膜外麻酔は側臥位で行うことが多いですが、患者さんが背中を丸めた姿勢をうまくとることが大切です。①背中を丸めつつ、②患者さんの背中とベッドの角度が直角になるように。この2点がポイントです。「膝を抱えて、おへそを見るように首を曲げましょう」と声をかけながら、オペナースが患者さんを上手に誘導し、体位を保持してあげることが重要です。麻酔がスムーズに終わったときは、麻酔科医の腕がよかったというより、オペナースの体位作成が上手だったからかもしれませんよ。

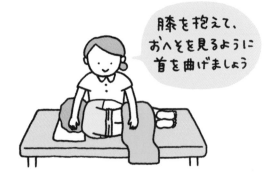

膝を抱えて、おへそを見るように首を曲げましょう

背中の注射はやっぱりこわい

　もう一つ大切なことは、患者さんへの声かけです。患者さんは自分の背中、背後という見えないところで、消毒されたり針を刺されたりします。

その不安を声かけによって和らげてあげることが重要です。

　ちなみに、私は局所麻酔の針を刺すとき、痛いアピールはしないことにしています。「チクッと痛いですよー」と言われると、患者さんは「あー、痛いんだな」という気持ちが強くなりますよね。「痛み止めの注射ですよー」のほうが、痛みが取れるような気がするのではないかと思っています。

オペナースが注意すべきポイント

　そして処置中のバイタルサインや患者さんの観察も重要です。麻酔科医はどうしても処置に集中してしまいがちなので、オペナースも患者さんをよく観察することが重要です。

　麻酔直後の注意点は大きく２つです。１つはバイタルサインの変動に注意することです。とくに脊髄くも膜下麻酔の直後は血圧が下がることが多いですので、血圧測定の間隔を短く（１〜２分おきなど）します。

　もう１つは、患者さんの体位が不安定なとき（側臥位で待機するときなど）は、決してそばを離れないことです。脊髄くも膜下麻酔後は下肢の感覚がなくなってしまうので、患者さんは自分で体位を保持することができず、ベッドからの転落リスクが上昇します。これは神経ブロックのときも大事な注意点ですね。

さまざまなよび方がある

　ところで、みなさんの施設では「脊髄くも膜下麻酔」のことをなんてよんでいますか？　「脊椎麻酔」という人もいますよね。腰から針を刺すから「腰椎麻酔」ともいいます。もっと短くして、「脊麻（せきま）」とか「腰麻（ようま）」とかいうこともあります。英語では spinal anesthesia（スパイナル アネステジア）というので、「スパイナル」ともいいますし、ドイツ語で腰椎穿刺を Lumbalpunktion（ルンバルポンクシオン）というので、「ルンバール」ともいいますね。いろんなよび名が飛び交っていますが、どれも脊髄くも膜下麻酔を指すことを理解していれば大丈夫です。

脊髄くも膜下麻酔で使うマーカイン®は、高比重と等比重をどう使い分けていますか?

　脊髄くも膜下麻酔ってすごいですよね。針をたった1回刺すだけで、お腹の手術も足の手術もできてしまうんです。

比重によって広がり方が異なる

　現在、日本で脊髄くも膜下麻酔に使われている薬の主流は、ブピバカイン（マーカイン®）です。ご存じのとおり、マーカイン®には赤いラベルの高比重と、緑のラベルの等比重があります。「比重」というのは、簡単にいえば密度の違い、重さの違いのようなものです。

　脊髄や脳は、脳脊髄液という液体に囲まれています。文字のとおり、高比重マーカイン®は脳脊髄液より重い、等比重マーカイン®は（等しいって書いてあるけど実際はわずかに）軽いという性質があります。脳脊髄液より重い高比重マーカイン®は、脳脊髄液の中に注入すると重力によって低いところに流れます。等比重はその逆に上側（天井側）に移動します。

等比重マーカイン®の使いどころ

　たとえば、等比重マーカイン®は下肢の手術でよく使われます。右の大腿骨頸部骨折を考えてみましょう。もちろん麻酔は右足によく効いてほしいですよね。そして患者さんは、右側臥位（骨折している右を下にする）より左側臥位（骨折している側が天井側）のほうが痛くないですよね。すると、左側臥位で等比重マーカイン®を使えば、右足にもよく効くことになります（等比重マーカイン®では、結局左右どちらにも同じくらいに効

くことが多いですが）。

高比重マーカイン®は、ある程度調整できる

　今度は高比重マ　カイン®を考えてみます。高比重は脳脊髄液より重いので、体位によって効果範囲をある程度調整できます。痔の手術で高比重を使い、ベッドを頭高位にすれば、麻酔薬は下半身に流れるので下半身によく効きます。帝王切開時に高比重を使えば、麻酔の広がりが不十分なときに頭低位にすることで、より頭のほうに麻酔範囲が広げることができます。

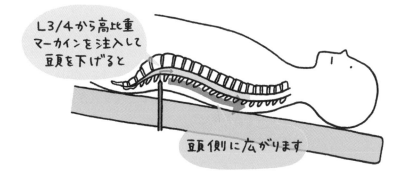

L3/4から高比重マーカインを注入して頭を下げると

頭側に広がります

　そのほかの違いですが、高比重のほうが等比重より効果が早く出て、効果時間は少し短めです。すぐに効果が出るということは、脊髄くも膜下麻酔の直後の血圧変動も大きくなりやすいということです。血圧が下がることが多いので、血圧測定の間隔を狭くして、バイタルサインの変動にも気を配りましょう。

参考文献

1）　樋口秀行. 脊髄くも膜下麻酔 Brush up. 日本臨床麻酔学会誌. 29（7）, 2009, 749-57.
2）　益田律子. "薬理". 脊髄くも膜下麻酔. 益田律子ほか編. 東京, 診断と治療社, 2020, 80-8.

帝王切開のときに、脊髄くも膜下麻酔にフェンタニルやモルヒネを加えることがあるのはなぜですか?

　みなさんの施設では、帝王切開はどのような麻酔法で行われていますか？　多くの施設は、脊髄くも膜下麻酔と硬膜外麻酔の組み合わせか、脊髄くも膜下麻酔だけで行っているのではないでしょうか。

お母さんは術後も大忙し！

　帝王切開のいちばんの目標は、安全に手術が行われ、赤ちゃんが生まれることですよね。妊婦さんはお腹が大きく誤嚥リスクがあるので、全身麻酔を避ける場合が多いです。もちろん、全身麻酔を避ける（区域麻酔で手術をする）ことで、赤ちゃんに麻酔が移行しない、生まれた赤ちゃんにすぐに会えるなどのメリットもあります。

　もう一つ大事な目標は、術後の痛みが少ないことです。出産後のお母さんは忙しく、自分の体調ケアに加えて赤ちゃんの授乳や沐浴など、さまざまな仕事が待っています。帝王切開後に「痛くて動けない……」なんてことは避けたいですよね。

硬膜外麻酔のメリット・デメリット

　硬膜外カテーテルを入れておけば、帝王切開後の痛みを和らげることができますが、硬膜外麻酔にも合併症のリスクはありますし、カテーテルを挿入するには時間も少しかかるので緊急性が高い場合は硬膜外麻酔をする時間がないことがあります。また、術後に局所麻酔薬が入ったボトルが邪魔になるというデメリットもあります。

脊髄くも膜下麻酔のみで帝王切開を上手にできないだろうか……

　では、硬膜外麻酔を行わず脊髄くも膜下麻酔のみで帝王切開を行うことを考えてみましょう。このときに、フェンタニルやモルヒネを加えることがポイントになります。局所麻酔薬（ブピバカイン〔マーカイン®〕など）だけで脊髄くも膜下麻酔をした場合は、術後まもなく効果が薄れてきます。ここで、フェンタニルやモルヒネを入れておくと、術後痛くない時間がかなり長くなるというメリットがあります。とある研究では、帝王切開後に鎮痛薬をはじめに使うまでの時間が、局所麻酔薬だけの脊髄くも膜下麻酔では術後45分だったのが、フェンタニルを混ぜると263分、モルヒネも混ぜると535分まで延びた[1]そうです。

　さらに、フェンタニルを脊髄くも膜下麻酔に加えると、手術中の鎮痛効果もアップすることがわかっています。使用する局所麻酔薬の量を減らすことができ、脊髄くも膜下麻酔による低血圧や運動麻痺を減らすことにつながります。

　モルヒネとフェンタニル両方を混ぜる理由ですが、フェンタニルはすぐに効き始めますが、2〜4時間程度で効果が切れます。一方、モルヒネは効き始めるまでに6時間くらいかかりますが、その後20時間くらい効果が続きます。両方入れることで、術後の鎮痛効果が「早めに効くフェンタニルから、ゆっくり効いてくるモルヒネへ」スムーズに続くことを目指しています。

　実際にどのくらい使用するかの目安ですが、私は「高比重マーカイン2.0 mL ＋フェンタニル15 μg（0.3 mL）＋モルヒネ0.1 mg（希釈したものを0.1 mL）」で、トータル2.4 mL程度を使っています。患者さんの体格によって微調整することがあります。

オペナースが注意すべきポイント

　ただし、脊髄くも膜下麻酔にフェンタニルやモルヒネを加えるときに注意しなくてはいけないポイントがいくつかあります。1つめは麻薬の副作用、つまり呼吸抑制です。とくにモルヒネを使用した場合、術後12〜24時間に呼吸抑制が出てくることがあるため、術後の患者観察が大事です。脊髄くも膜下麻酔にモルヒネを使った場合は、オペナースから病棟ナースにこのことをしっかり伝えましょう。万が一、術後に呼吸抑制が起きてしまった場合は、迷わずドクターコールが必要です。

　もう1つ、薬液の準備です。脊髄くも膜下麻酔に使用するモルヒネの量はごくわずかです。モルヒネ1A（アンプル）は1mLで10mgです。ここから0.1mgをとるためには、生理食塩水9mLを加えて10mLとし、この薄めた10mLのうち0.1mL程度を使うことが多いです。

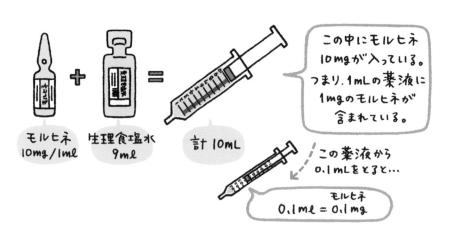

モルヒネ
10mg/1mℓ ＋ 生理食塩水
9mℓ ＝ 計10mℓ

この中にモルヒネ
10mgが入っている。
つまり、1mLの薬液に
1mgのモルヒネが
含まれている。

この薬液から
0.1mLをとると…

モルヒネ
0.1mℓ＝0.1mg

この薄める作業を間違うと、予定の 10 倍多いモルヒネが入ってしまう可能性があり、命にかかわる事故になりかねません。つねに、オペナース同士、もしくは麻酔科医とともにダブルチェックをしましょう。私は、正しく希釈されていることを確認するために、希釈したモルヒネ 0.1 mg（0.1 mL）を薬液に混ぜるときに、残っている 9.9 mL の薬液があることもオペナースとともに確認することにしています。

　脊髄くも膜下麻酔にフェンタニルやモルヒネを加える理由がわかりましたか？　帝王切開の麻酔は施設によってさまざまですが、安全で快適な周産期を実現する一つの方法が、脊髄くも膜下麻酔にフェンタニルやモルヒネを入れるということです。

参考文献

1）田辺瀬良美ほか．帝王切開におけるくも膜下モルヒネ．日本臨床麻酔学会誌．33（3），2013，363-8．
2）Hadzic, A. ed. Hadzic's Textbook of Regional Anesthesia and Acute Pain Management. 2ed. McGraw-Hill, 2017, 91-5.
3）益田律子．"薬理"．脊髄くも膜下麻酔．益田律子ほか編．東京，診断と治療社，2020，65-99．
4）仲宗根正人ほか．健常妊婦の帝王切開の麻酔管理．日本臨床麻酔学会誌．38（4），2018，562-5．
5）Sultan, P. et al. The Effect of Intrathecal Morphine Dose on Outcomes After Elective Cesarean Delivery : A Meta-Analysis. Anesth Analg. 123（1），2016，154-64.

脊髄くも膜下麻酔、硬膜外麻酔、神経ブロック、局所麻酔は、それぞれどのくらいの時間、効果が続きますか?

区域麻酔（脊髄くも膜下麻酔、硬膜外麻酔、神経ブロック、局所麻酔など）が、どのくらいの時間、麻酔が効く／効いているのかは、医療スタッフだけでなく、患者さんにとっても関心があるポイントです。もちろん、効果時間は患者さんの個人差、手術の部位・内容、使用する薬の種類・濃度・量によって異なります。ここでは、よく使われる例を示しながら、大まかな効果持続時間について説明します。

局所麻酔薬について知っておこう

はじめに、局所麻酔薬について簡単に説明しておきます。よく使われる局所麻酔薬としては、リドカイン（キシロカイン®）、ブピバカイン（マーカイン®）、ロピバカイン（アナペイン®）、レボブピバカイン（ポプスカイン®）などでしょうか。このなかで、リドカインはすぐ効くけれども効果持続時間は短め（1～2時間ほど）です。そのため、硬膜外麻酔の針を刺すときの局所麻酔には、すぐ効果が出るリドカインが使われます。一方で、ブピバカイン、ロピバカイン、レボブピバカインはゆっくり効いてきて、比較的長い時間（4～8時間）効果が続きます。そのため、神経ブロックなど長く効いてほしい場合には、ロピバカインやレボブピバカインがよく使われます。また局所麻酔薬の濃度も重要で、基本的には薄い（0.1～0.3%など）より濃い（0.5～2%）ほうが長く効きます。

局所麻酔薬

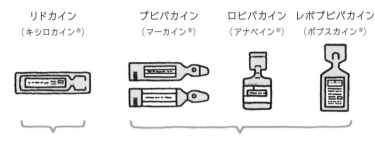

リドカイン
（キシロカイン®）

ブピバカイン
（マーカイン®）

ロピバカイン
（アナペイン®）

レボブピバカイン
（ポプスカイン®）

すぐ効くけれど
効果持続時間も短め

効果持続時間が長め

脊髄くも膜下麻酔は、数時間は下肢を動かせない

　ここからは、麻酔法による違いです。脊髄くも膜下麻酔では 0.5％ マーカイン® がよく使われます。0.5％ の等比重マーカイン® の場合は、2〜4 時間ほど効果が続きます。脊髄くも膜下麻酔では、時間がたつにつれ頭側から効果が切れてくるので、下肢は長めに効いています。等比重マーカイン® のほうが、高比重マーカイン® よりやや長めに効きます。

硬膜外麻酔は、カテーテルが入っている間は効果がある

　硬膜外麻酔では、硬膜外カテーテルから 0.75％ ロピバカインを投与した場合は、2〜3 時間ほど効果があります。もちろん、硬膜外カテーテルから局所麻酔薬を持続投与している間は鎮痛効果が続くので、手術後の数日間は硬膜外カテーテルを入れておき、比較的低い濃度（0.2〜0.25％ 程度）のロピバカインやレボブピバカインを持続投与することが多いです。低めの濃度の局所麻酔薬を使うのは、下肢の動き（運動神経）を保ちつつ、痛みは和らげる（痛みを伝える神経はブロックする）ことを目指している

からです。

神経ブロックはざっくり半日くらい効果あり

　神経ブロックでの効果時間は、ブロックの種類によっても異なります。たとえば、腕神経叢ブロック（Q38 p.134）で 0.5% ロピバカインを使用した場合は、手術ができるくらい効いているのは 4 時間程度、術後の鎮痛として効果があるのは 5 〜 12 時間ほどです。また、腹部のブロックである腹直筋鞘ブロック（Q40 p.142）で 0.25% ロピバカインを使用した場合、効果持続時間は 8 〜 10 時間ほどです。もちろん神経ブロックでも、カテーテルを留置して局所麻酔薬を持続投与すれば、カテーテルが入っている間は効果が続きます。

◆　◆

　使用する局所麻酔薬の種類・濃度・量によって異なりますが、ざっくりまとめると、効果持続時間は、局所麻酔＜脊髄くも膜下麻酔＜神経ブロック（単回）＜硬膜外麻酔（カテーテル留置し持続）の順になります。鎮痛効果がどのくらい続くかを考えることは、術後の病棟でアセスメントをするうえでも重要ですね。

参考文献

1）Miller, RD. et al. Basics of Anesthesia. 7ed. Elsevier, 2017, 145, 273-302.
2）佐倉伸一. "上肢の末梢神経ブロック". 周術期超音波ガイド下神経ブロック. 佐倉伸一編. 改訂第 2 版. 東京, 真興交易（株）医書出版部, 2014, 302.
3）紫藤明美. "腹直筋鞘ブロック". 前掲書 2）, 506.

Q 36 神経ブロックのよいところは なんですか?

最近では、毎日のように神経ブロックが行われている手術室が多いのではないのでしょうか。神経ブロックはここ10年ほどでどんどん進歩している分野です。神経ブロックをするには、超音波（エコー）や神経刺激器、局所麻酔などを準備する必要があり、さらに神経ブロックをするにはテクニックも必要ですし、いくらかの時間もかかります。それでも神経ブロックはやったほうがよいのでしょうか？

もちろん痛みはないほうがよい

手術中や手術後の痛みは、ないほうがよいのはもちろんですよね。痛いのはつらいです。それだけでなく、痛みはいろいろな問題を引き起こします。痛くて咳をするのをがまんしてしまうと、気道の分泌液を出すことができずに肺炎になりやすくなります。痛みのためにベッドからの離床が進まないと、リハビリが進まなかったり、血栓ができやすくなったりします。

いろいろな鎮痛法をうまく組み合わせる

痛みをとる方法として、最近よくいわれているのが、「多様性鎮痛」（multimodal analgesia マルチモダール アナルジージア）です。1つの鎮痛薬を大量に使うのでなく、複数の鎮痛法をうまく組み合わせると、鎮痛の効果が大きく、逆に副作用は発生しにくいのでよいですよ、ということです。その多様性鎮痛の一つとして、神経ブロックがあります。ここで、代表的な鎮痛法のよいところと悪いところを確認してみましょう。

表 いろいろな鎮痛法のメリット・デメリット

鎮痛法	メリット	デメリット
硬膜外麻酔	● 鎮痛効果 大 ● カテーテルが入っている間は効果が続く	● 抗凝固薬／抗血小板薬を使う場合は使用しにくい ● 手技がややむずかしい
神経ブロック	● 鎮痛効果 大 ● カテーテルを入れれば効果が持続 ● 片側だけに効く ● 浅いブロックは、抗凝固薬／抗血小板薬を使用していてもできる	● 手技がややむずかしい ● 合併症（神経障害、局所麻酔薬中毒など）のリスク ● 1回だけのブロックは、半日〜1日ほどで効果が切れる
オピオイド （フェンタニルなど）	● 抗凝固薬／抗血小板薬を使用しても問題ない ● 技術がいらない	● 副作用（呼吸抑制など）のリスク ● 麻薬の管理が面倒
NSAIDs （ロピオン®、 ロキソニン®など）	● 簡単 ● 痛いときにすぐにできる	● 副作用（腎障害、胃潰瘍、アスピリン喘息など）のリスク ● 鎮痛効果はまずまず
アセトアミノフェン （アセリオ®、 カロナール®など）	● 簡単 ● 痛いときにすぐにできる ● 副作用があまりない	● 鎮痛効果はまずまず

神経ブロックをうまく生かすには

　このように、それぞれの鎮痛法には利点と欠点がありますが、うまく組み合わせることで、それぞれの利点を生かすことができるのです。神経ブロックの鎮痛効果は硬膜外麻酔と同等ともいわれており、現在では大事な鎮痛法の一つです。もちろん神経ブロックにも合併症の危険性はありますが、超音波装置（エコー）の性能がよくなったことで、危険性はかなり減りました。

　私が考える、神経ブロックのとくによいところは、片側だけに効かせることができる点です。整形外科の手術や乳腺手術など、左右のどちらかだけの鎮痛でよい場合は、神経ブロックのよい適応です。たとえば、左足の

手術で左足だけにブロックをすれば、手術の直後も右足には力が入るので、自分で松葉杖を使ってトイレに行くことも可能です。このような神経ブロックの特徴を理解し、より快適な周術期を提供したいですね。

神経ブロックを介助するときの注意点はなんですか?

　近年は、神経ブロックがどんどん発展してきているので、手術室で神経ブロックをすることが多くなりました。オペナースが神経ブロックの介助をすることもあるでしょう。ここでは、神経ブロックを介助するときの注意点を確認していきましょう。

ブロックする場所をもう一度確認する

　とても基本的なことですが、神経ブロックをする前に、ブロックする場所が正しいかを、もう一度確認します。左右の間違い、部位の間違いはまれに発生してしまうインシデントです。オペナースと、麻酔科医と、可能ならば外科医とともに、超音波(エコー)を当てる前、消毒する前に、もう一度確認しましょう。患者さんが起きているうちにマーキングをしておくことも有効です。

患者さんを観察する

　患者さんが起きているうちにブロックする場合と、全身麻酔で眠ってからブロックする場合、どちらもありえます。これは、施設や麻酔科医、ブロックの種類によってさまざまです。患者さんが起きている場合は、声をかけながら患者さんの様子を観察し、患者さんの緊張を和らげてあげることまでできれば、素敵なオペナースですね。また、薬液を注入するときに痛みがある場合は神経損傷のリスクが高いので、注入時の痛みがないかも確認しましょう。

眠ってからブロックをする場合は、モニターなどを見ながらバイタルサインの変化に注意しましょう。確実な気道確保をせず軽度の鎮静状態でブロックをする場合は、とくに患者さんの観察は重要です。麻酔科医は、どうしてもブロックの手技に集中してしまいがちなので、オペナースも患者さんの状態に変化がないかをチェックすることが重要です。

薬液を入れるときは、逆流チェックと注入時の抵抗に注意する

オペナースが局所麻酔薬を注入することもあるでしょう。そのときは、薬液を入れる前にシリンジをひき、血液の逆流がないことを確認してから注入します。血管内に局所麻酔薬が入ってしまうと、局所麻酔薬中毒のリスクが上がります。薬液を入れるときは、3～5 mL ごとに逆流がないかをチェックしながら、少量ずつゆっくり投与しましょう。

もう一つ大事なのは、注入するときに抵抗がある場合はすぐに麻酔科医に伝えることです。抵抗がある場合はブロックの針が神経のなかに入っていることがあり、神経内に薬液を注入してしまう可能性があります。神経内注入も神経損傷のリスクなので、避けなければなりません。すぐ「抵抗があります！」と教えてくださいね。

エコー本体の操作もマスター!?

もう一つ、オペナースが手伝ってくれるとうれしいことが、エコー本体の操作です。神経ブロックをしている最中に、エコーの画面の深さを変えたくなったり、明るさを変えたくなったりすることがありますが、ブロック針から手が離せなかったり清潔手袋をしていたりすると、麻酔科医が自分でエコー本体の操作をするのがむずかしいことがあります。そんなときに、オペナースが画面の深さや明るさを変えたり、カラードプラ（血管が赤とか青に光るモードです）のボタンを押してもらえたりすると助かります。

プローブの種類

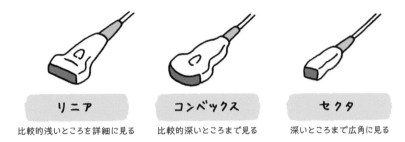

リニア	コンベックス	セクタ
比較的浅いところを詳細に見る	比較的深いところまで見る	深いところまで広角に見る

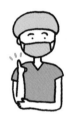

神経ブロックでは、
リニアプローブを使うことが多いです！

局所麻酔薬中毒について知っておこう

　最後に補足として、局所麻酔薬中毒（LAST：local anesthetic systemic
toxicity）について簡単に説明しておきます。

　LAST の症状としては、興奮症状（落ち着きがなくなる、痙攣する）、
抑制症状（意識低下、呼吸停止）、口の周りのしびれやめまいなど、さま
ざまな症状が起こります。重症になると、血圧上昇、不整脈など心血管系
の症状を伴い、心停止になることもあります。局所麻酔薬を多量に使用し
たときや、局所麻酔薬が血管内に注入されたときに発生しやすいので、注
意しましょう。LAST はブロック直後だけでなく、しばらく時間がたって
から発生することもあります。

　万が一、LAST が発生してしまった場合は、応援を呼び、モニター装着、
気道確保、そして通常の心肺蘇生法を行います。痙攣に対してはミダゾラ

ム（ドルミカム®）などを使います。そして、LAST では脂肪乳剤の投与
が有効であるといわれており、20％の脂肪乳剤（イントラリポス®）など
が用いられます。神経ブロックを行っている施設では、いざというときの
ために脂肪乳剤も常備しておきましょう。

参考文献

1) 日本麻酔科学会．局所麻酔薬中毒への対応プラクティカルガイド．2017 年 6 月制定．https://anesth.or.jp/files/pdf/practical_localanesthesia.pdf（2021.2.16 アクセス）．
2) 林英明．"末梢神経ブロックの合併症とその対処法"．麻酔科医のための 区域麻酔スタンダード．横山正尚専門編集．東京，中山書店，2015，117-23．

上肢に行う神経ブロックについて教えてください。

上肢の神経ブロックといえば……

ここでは、上肢のブロックでもっともよく行われる腕神経叢ブロックについて説明します。「神経叢」とは神経がまとまっているところのことで、上肢を支配する神経のほとんどが腕神経叢に由来しています。なので、腕神経叢ブロックは上肢全般の手術（肩、鎖骨、上腕、前腕、手）に対して用いることができます。腕神経叢ブロックのみで手術ができる場合もありますし、全身麻酔と組み合わせることで、術後の痛みを軽減するために行う場合もあります。カテーテルを留置して、持続神経ブロックにすることもできます。

腕神経叢ブロックでは、ブロック針は 50 mm 程度のものを用い、薬液は 15 〜 25 mL ほど使用することが多いです。局所麻酔薬は、ロピバカイン（アナペイン®）やレボブピバカイン（ポプスカイン®）を、0.2 〜 0.5% 程度に希釈して使用することが多いです。

エコーをうまく使って合併症を減らす

腕神経叢ブロックで起こりうる合併症は、気胸、横隔神経麻痺、血管穿刺（鎖骨下動脈）などです。腕神経叢の深部には肺がありますので、気胸の可能性があることはイメージできるでしょう。また、横隔膜を動かす横隔神経が腕神経叢の近くを通っているので、局所麻酔薬の注入位置や量によっては横隔神経麻痺が起きます。健康な人の場合、片側の横隔神経麻痺はあまり問題にはなりませんが、呼吸機能が悪い人では問題になるので注

意が必要です。<u>エコーを使ってブロック針の位置をしっかり確認し、適切</u>
<u>な量の薬液を使用することで、ある程度合併症を減らすことができます。</u>

腕神経叢ブロック4つのアプローチ

　腕神経叢ブロックには、おもに4つのアプローチ方法があります。下
図を見てみましょう。この図では、腕神経叢が見やすいように、鎖骨を取
り外した状態になっています。神経の中枢側から、斜角筋間アプローチ、
鎖骨上アプローチ、鎖骨下アプローチ、腋窩アプローチです。みなさんの
施設ではどのアプローチが多いでしょうか。

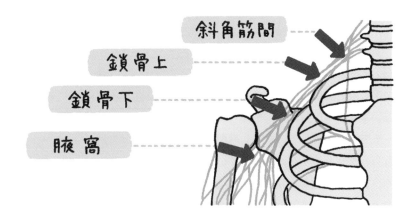

では、簡単に4つのアプローチの特徴をみてみましょう（ 表 ）。

表 腕神経叢へのアプローチのメリット・デメリット

アプローチ	メリット	デメリット
斜角筋間	● 肩や鎖骨にも効果あり ● 上腕にもよく効く	● 横隔神経麻痺が起こる ● 尺骨神経領域にはいまいち（肘の手術には向かない） ● 出血リスクがある人にはNG（頸椎や気道に近いため）
鎖骨上	● 比較的簡単 ● 腕神経叢全体をまとめてブロックできる ● タニケットペインもかなりカバーできる	● 鎖骨下動脈を刺してしまうリスク ● 横隔神経麻痺のリスク ● 気胸のリスク
鎖骨下	● 腕神経叢全体をまとめてブロックできる	● ややむずかしい ● 気胸のリスク（肺が近い）
腋窩	● 気胸や横隔神経叢麻痺のリスクがない ● 浅いブロックなので、出血リスクがある人にも施行できるかも	● 血管穿刺リスク（神経の近くを血管が走行していることが多い）

　いずれのアプローチにも、メリット・デメリットがあることがわかるかと思います。麻酔科医は、手術の種類や合併症リスクなども考慮してアプローチ方法を選択しています。麻酔科医の好みや得意なアプローチもあるかもしれません。私がはたらいている施設では、橈骨遠位端骨折の手術が多く、また抗凝固薬や抗血小板薬などを内服している高齢者が多いので、腋窩アプローチを選択することが多いです。どのアプローチでも、大事なのは合併症をできるだけ起こさず、患者さんにとって安全なブロックを行うことです。

参考文献

1) 堀田訓久. "腕神経叢ブロック". 麻酔科医のための 区域麻酔スタンダード. 横山正尚専門編集. 東京, 中山書店, 2015, 158-66.
2) 佐倉伸一編. "腕神経叢ブロック". 周術期超音波ガイド下神経ブロック. 改訂第2版. 東京, 真興交易（株）医書出版部, 2014, 199-286.

Q 39 下肢に行う神経ブロックについて教えてください。

　下肢に行うブロックはたくさんありますが、ここでは比較的よく行われる3つの下肢のブロックを説明します。

<ruby>大腿<rt>だいたい</rt></ruby>神経ブロック

　大腿の前面、膝、下腿の内側や、大腿骨に効果があります。人工膝関節置換術（TKA）や大腿骨骨折などによい適応です。とはいえ大腿神経ブロックだけで手術することは少なく、たいてい全身麻酔と組み合わせ、術後の痛みを和らげる目的で大腿神経ブロックをします。

　50 mmのブロック針を使用し、20 mLほどの局所麻酔薬を使い、<ruby>鼠径<rt>そけい</rt></ruby>部でブロックすることが多いです。注意点は、術後に膝の力が入らなくなるので、術後すぐに歩くときは転倒に注意するよう、患者さん本人や病棟ナースに申し送りをしてください。

大腿神経の支配領域

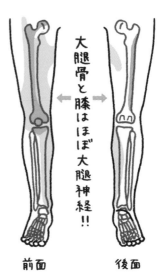

前面　　　後面

大腿骨と膝はほぼ大腿神経!!

坐骨神経ブロック
（ざこつ）

坐骨神経は、大腿の後面と下腿から足にかけてを支配している神経です。膝、下腿、足の手術によい適応です。坐骨神経はお尻（仙骨）から足の先までつながる身体でいちばん長い神経なので、ブロックのアプローチもさまざまですが、よく行われるのは、膝の少し上の高さで行うブロックです。50 ～ 100 mm のブロック針を使用し、20 mL ほどの薬液を膝の裏側に注入します。仰臥位でもできますし、腹臥位でやることもあります。神経刺激器を使う場合は、坐骨神経を刺激すると足首が動くのがポイントです。

坐骨神経の支配領域

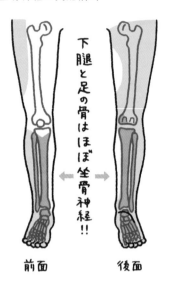

下腿と足の骨はほぼ坐骨神経!!

前面　　　　後面

閉鎖神経ブロック
（へいさ）

閉鎖神経ブロックは、上で述べた2つのブロックと違い、術後の痛みのためというよりは、経尿道的膀胱腫瘍切除術（TUR-BT）中に、足が動かないようにするために使用することが多いです。TUR-BT では膀胱の内側から腫瘍を削りますが、このときの電気刺激で閉鎖神経が刺激されることがあります。閉鎖神経は足を閉じる動き（下肢の内転）に関係しているため、TUR-BT 中に刺激されて足が動いてしまうと危険なので、腫瘍の場所が閉鎖神経と近い場合にブロックすることがあります。

エコーを使う方法、神経刺激を使う方法、両方使う方法があります。100 mm のブロック針を使用し、10 mL ほどの局所麻酔薬を使用することが多いです。

　というわけで、下肢のブロックで代表的な 3 つを紹介しました。下肢の神経ブロックのいちばんの利点は、片側にしか効かないこと、つまりブロックしない側の筋力が保たれることです。オペナースも、それぞれの神経ブロックがどの部位に効くかを把握しておきましょう。

参考文献

1) Hadzic, A. ed. Hadzic's Textbook of Regional Anesthesia and Acute Pain Management. 2ed. McGraw-Hill, 1388-426.
2) 佐倉伸一. "坐骨神経ブロック 膝窩部アプローチ". 周術期超音波ガイド下神経ブロック. 佐倉伸一編. 改訂第 2 版. 東京, 真興交易（株）医書出版部, 2014, 356-74.
3) 原かおるほか. "大腿神経ブロック". 前掲書 2）. 375-92.
4) 佐倉伸一ほか. "閉鎖神経ブロック". 前掲書 2）. 415-27.
5) 大越有一ほか. "下肢ブロック". あっという間にうまくなる神経ブロック上達術. 改訂第 3 版. 東京, 真興交易（株）医書出版部, 2018, 136.

体幹に行う神経ブロックについて教えてください。

硬膜外麻酔の代わりに神経ブロック！？

　体幹、つまり胸部や腹部の鎮痛は、ひと昔前は硬膜外麻酔ばかりでした。ところが、抗凝固薬や抗血小板薬など「血液サラサラの薬」を内服している患者さんが増えたことで、硬膜外麻酔を避けたいケースが増えました（硬膜外血腫などのリスクがあるためです）。また最近は胸腔鏡や腹腔鏡手術などの創が小さい手術が増えており、「硬膜外麻酔まではいらないけど…」というケースも多く、体幹の神経ブロックがとても発展しています。

　体幹の神経ブロックは本当にたくさんの方法があるので、ここでは、代表的な体幹の神経ブロックを 3 つ紹介しますね。体幹のブロックは、神経 1 本 1 本を狙ってブロックするというより、神経が通っているスペースに局所麻酔薬を入れようという考え方です。

傍脊椎ブロック（Paravertebral block：PVB）

　傍脊椎ブロックはその名のとおり、脊椎の傍に局所麻酔薬を投与します。英語で Paravertebral block（PVB）というので、略して「パラバー」などといわれます。傍脊椎ブロックはたいてい胸椎に行い、胸部から腹部の手術に適応があります。傍脊椎ブロックを片側に行った場合、イメージとしては、身体の半分にだけ効く硬膜外麻酔のような感じです。半分にだけ効くので、乳腺や肺、腎臓の手術もよい適応ですね。もちろん、カテーテルを入れれば、硬膜外麻酔のように数日間の効果を期待することもできます。

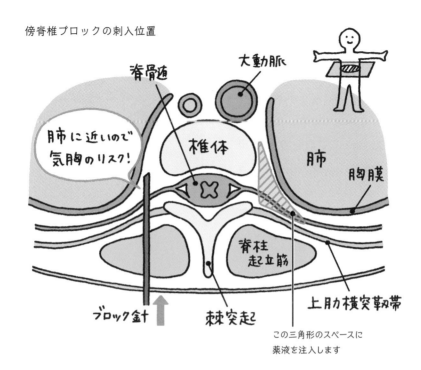

傍脊椎ブロックの刺入位置

脊骨随

大動脈

肺に近いので
気胸のリスク！

椎体

肺

胸膜

ブロック針

棘突起

脊柱
起立筋

上肋横突靱帯

この三角形のスペースに
薬液を注入します

　傍脊椎ブロックは、腹臥位、側臥位、座位などさまざまな体位で行います。麻酔科医の得意な体位もあるかもしれません。肺の近くまで針を進めるため気胸のリスクがあり、エコーを使いながら行います。薬液を1か所に20 mLほど投与する方法や、いくつかの箇所に約5 mLずつ投与する方法があります。

腹横筋膜面ブロック
ふくおうきんまくめん
(transversus abdominis plane block：TAPB)

　腹横筋膜面ブロック、ここでは「TAP ブロック」とよびますね。TAP
ブロックは、腹部の創の鎮痛に使われます。腹腔鏡の手術もよい適応です。
エコーを使いながら、腹部の筋肉の2層目（内腹斜筋）と3層目（腹横

筋）の間に薬液を注入します。
エコーの画面を見ていると、筋
肉の層の間がすーっと広がって
いくのがわかりますので、ぜひ
注目してみてくださいね。

　100 mm のブロック針を用
い、比較的多い量の局所麻酔薬
（0.2% くらいに希釈し、一側
あたり 20 〜 30 mL ほど投与
することが多い）を使用します。

腹横筋膜面ブロック（TAP ブロック）
の効果範囲

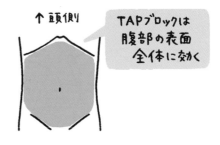

↑ 頭側

TAPブロックは
腹部の表面
全体に効く

腹直筋鞘ブロック（rectus sheath block：RSB）

　腹直筋鞘ブロックは、腹部の
正中の創の鎮痛に使用します。
腹部の真ん中には、腹直筋とい
う筋肉が左右にあり、その筋肉
の下面に局所麻酔薬を投与しま
す。腹部の正中に創ができる手
術はかなり多いので、多くの手
術が適応になります。臍部に比
較的大きいポートを挿入する腹
腔鏡手術もよい適応です。

腹直筋鞘ブロック

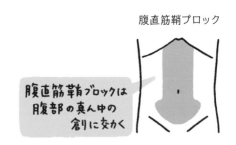

腹直筋鞘ブロックは
腹部の真ん中の
創りに効く

　腹直筋鞘ブロックは左右両側に行います。50 〜 100 mm のブロック針
を用い、1 か所に局所麻酔薬 10 〜 20 mL ほどを投与します。創の大きさ
（長さ）や薬液の広がりによって、複数箇所に行うことがあります。

参考文献

1）Hadzic, A. ed. Hadzic's Textbook of Regional Anesthesia and Acute Pain Management, 2ed. McGraw-Hill, 2017, 1359-69.

2）原かおる. "胸部傍脊椎ブロック". 周術期超音波ガイド下神経ブロック. 佐倉伸一編. 改訂第2版. 東京, 真興交易（株）医書出版部, 2014, 456-68.

3）紫藤明美. "腹直筋鞘ブロック". 前掲書2）. 497-508.

4）紫藤明美. "腹横筋膜面ブロック". 前掲書2）. 509-34.

5）大越有一ほか. "傍脊椎で行うブロック". あっという間にうまくなる神経ブロック上達術. 改訂第3版. 東京, 真興交易（株）医書出版部, 2018, 101.

6）大越有一ほか. "腹部のブロック". 前掲書5）. 114-9.

第**3**章

今アツい、区域麻酔

局所麻酔の手術のときの注意点はありますか？　自科麻酔で麻酔科医がいないときの看護のポイントを教えてください。

　麻酔科ではなく、外科系の医師が麻酔をして（自科麻酔などといわれます）手術が行われることがあると思います。多くの場合は、いわゆる全身麻酔ではなく、局所麻酔、神経ブロック、脊髄くも膜下麻酔、鎮静などによる手術でしょうか。これらの場合は、とくにオペナースの役割が重要です。

鎮静するときはとくに注意！

　とくに、鎮静する（少量の鎮静薬などを使用し眠ってもらう）場合は注意が必要です。全身麻酔における気管挿管とは違い、鎮静中の気道確保は確実ではありません。鎮静レベルが深くなると、舌根沈下による窒息や呼吸抑制が起こる可能性が出てきます。鎮静は、一見「浅い全身麻酔だから安全！」のように感じますが、ある意味では麻酔科が行う全身麻酔よりもむずかしく不安定な麻酔といえます。

異変に早く気づくために

　また、どんなに小さい創の手術でも、局所麻酔の手術でも、患者さんが急変する可能性はゼロではありません。不整脈、迷走神経反射、局所麻酔薬中毒などが起こる可能性があります。そのため、心電図、パルスオキシメータ（SpO_2）、血圧の3つのモニターは必須です。なにかあったときに薬剤の投与経路となる末梢静脈ラインもあったほうがよいでしょう（施設による差もあるかとは思いますが）。

オペナースによる患者観察も重要です。表情や呼吸状態を観察しながら、適切な声かけを行い、痛みの程度や体勢のつらさなども評価します。頭や顔などがドレープで覆われる場合は、異変に気づくのが遅れることがあるため、とくに注意が必要です。異変を感じたらすぐに医師に伝えましょう。必要に応じて、麻酔科医をはじめ応援を呼ぶことをためらってはいけません。

　以上のポイントをふまえつつ、部屋の音楽を工夫したり室温を調整したりすることで、手術中に意識がある患者さんへの細やかな配慮ができれば、よりすてきなオペナースの仲間入りといえるでしょう。

各科のイメージ

　手術室が病棟と違うところ、その1つは、いろいろな診療科が出入りすることではないでしょうか？　みなさんは各科にどんなイメージがありますか？　手術室にいちばんいるのが麻酔科、そして外科系の診療科、救急科、たまに循環器内科や消化器内科という感じでしょうか。

　外科系診療科のなかでも、心臓外科と整形外科ではだいぶん雰囲気が違う気がします。私の個人的なイメージですが、心臓外科はストイックに手術テクニックを追求しているイメージで、整形外科はハンマーとかドリルとか物騒な（？）道具をふりまわす体育会系なイメージがあります（いや、みんないい人たちですよ）。消化器外科はチームワークがよく手術室を盛り上げてくれて、泌尿器科は手術室を支えてくれる縁の下の力持ちみたいな。麻酔導入時に尿道カテーテルが入らないとき、「泌尿器科のせんせーい！　ちょっと見てくださーい」とか呼んじゃっても、はいよはいよって来てくれる感じです。循環器内科はなんかインテリな感じだし、形成外科はおしゃれでかっこいいなみたいな。麻酔科は……どう思われているんだろう？

整形外科

そこしっかり
おさえとけ！

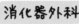
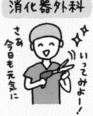

消化器外科

さあ
今日も元気に

いってみよー！

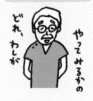

泌尿器科

どれ、
わしが

やってみるの

手術室の魅力は、やはりいろんな診療科とスタッフが集まって、「患者さんの手術を成功させる」という一つの目標に向かって、みんなが動いているところですよね。私が麻酔科を選んだ理由の一つも、そんなところにあります。

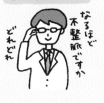

※ あくまでもイメージであり、あなたの施設の
　　外科系医師との関連はありません

緊急事態を
乗りきろう

Q 42

緊急事態が発生したときの心得を教えてください。優先順位や準備するべきものを教えてください。

手術室は緊急事態が起きやすい！？

　手術室は急性期医療の要（かなめ）です。何事もなく手術が終わることがほとんどで、それがいちばんですが、ときには1分1秒を争う緊急の事態が発生します。緊急事態というのは、生命に直結する状況、もしくは重大な合併症が起こりうる状況といえます。もちろん、緊急事態といっても程度の差はあり、「想定の範囲内だけれども緊急事態」や「想定外の緊急事態」などがありますが、周術期は緊急事態が起きやすい環境といえるでしょう。つまり、手術室のスタッフには、緊急事態にうまく対応できることが求められています。

　緊急事態のときに、手術室のスタッフはなにをすべきでしょうか。なんとなく経験で乗り切ったとか、とりあえずなんとかなった経験などもあるかもしれませんが、いま一度、緊急事態の心がけについて考えてみましょう。

まずは「O_2、IV、モニター」と唱えて行動！

　まずやることは、人を呼ぶ、救急カートや気道確保、酸素の準備、モニターを付けるなどでしょう。薬剤の投与ラインがないときは、ライン確保の準備も必要です。私は緊急事態のときにまずやることを、「O_2、IV、モニター」と覚えています。

チームワークを発揮するために

　そして緊急事態にもっとも大事なことは、「チームワークで乗り切ること」（チームダイナミクスをうまくはたらかせること）ですよね。ここに異論を唱える人はいないでしょう。

　次に、チームワークを十分に発揮するために必要なことを考えてみます。いちばん大事なのはコミュニケーションをうまくとることです。緊急事態には、左ページで述べたようにまずは応援を呼ぶ（マンパワーの確保）ことが大切です。しかし、「船頭多くして船山に登る」という言葉もあるように、ただ人がたくさんいればよいわけではありません。チームの統率が取れなければなりません。

　そのために、手術室スタッフが心がけなければならないことがいくつかあります。

あなたはチームのリーダー？　メンバー？

　1つは、その場のチームリーダーを中心として動くことです。手術室の場合、チームリーダーは上級医師（麻酔科または外科系の）、担当麻酔科医、執刀医、かけつけた救急医などになることが多いでしょう。まずは自分がチームリーダーになるべきなのか、もしくはチームのメンバーとして動くべきなのかを瞬時に判断します。オペナースは、チームのメンバーとして動くことになる場合が多いでしょうから、ここからは後者の場合を想定して話を進めます。

チームのメンバーとして心がけるべきこと

　チームのメンバーは、チームリーダーの指示を受け、情報を共有しながら、リーダーを中心に動くことが重要になります。緊急事態に焦り、興奮、動揺し、自分勝手に動いてはいけません。何かする際には、「除細動器をとっ

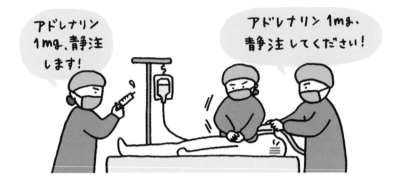

てきます！」「アドレナリン 1 mg 準備します！」のように、<u>自分の行動を</u><u>チームメンバーと共有しながら、各自の役割を果たす</u>必要があります。チームリーダーからの指示を受けた際には、指示を口頭で繰り返してから動くことを心がけます。これは指示の内容が正しくチームメンバーに届き、理解されているかどうかを互いに確認するために重要なことで、クローズド・ループ・コミュニケーションといいます。

　ただし、チームリーダーの判断がときに間違いであること、またはよりよい選択肢がほかにあることもあるでしょう。その際は、迷わずに「〇〇はどうでしょうか？」と提案します。<u>なにか懸念事項がある際にも迷わず</u><u>情報共有しましょう。</u>チームリーダーは絶対ではありません。<u>メンバーの</u><u>ひとことが、チームをよりよい方向に導く可能性が十分に</u>あります。自分が「重要だ。これはチームに知らせておいたほうがいいんじゃないか」と思ったことは、1 回目の提案でうまく伝わらなくても、再度伝える責任があります。

ノンテクニカルスキルとは？

　もう一つ大事なこと。それはチームのメンバー（チームリーダーも含む）一人ひとりの「<u>ノンテクニカルスキル</u>」です。はじめて聞いたという人は、

ぜひ覚えておいてほしい概念です。日本語にすると、「技術以外の能力」のような意味になりますね。具体的には、

❶その場の状況の認識

❷仕事の配分

❸意思決定

❹コミュニケーション

❺リーダーシップ / フォロワーシップ（リーダーを支援する能力）

などがノンテクニカルスキルにあたります。経験年数が長いほどノンテクニカルスキルが高いのかというと、一概にそうともいい切れないのがむずかしいところです。

　ここからは、ノンテクニカルスキルに含まれることについて、いくつか書いてみます。

　緊急事態では、なにが起きているかわからないと状況の改善につながりません。まずは、チームリーダーとともにその場の状況の判断にあたります。ここで重要なことは、広い視点をもって全体を把握することです。「マンパワーは足りているか」「自分はなにをすべきなのか」「機材は足りているか」などの全体の状況もとらえたいところです。そして、秒単位でやばい状況（！）なのか、数分の猶予はあるのかを判断し、優先順位が高い順に対応していきます。

　ノンテクニカルスキルには、コミュニケーションをうまくとることも含まれます。緊急事態に大声で怒鳴りながら指示を出すリーダーがいたとすれば、チームのメンバーはそのリーダーを支援する気が薄れるかもしれませんし、なにかよい提案があっても、提案しにくい雰囲気になってしまうかもしれません。緊急事態にうまくコミュニケーションをとるコツは、より落ち着いた声で話すことを意識する、そして相手の名前を呼び、具体的な指示をする（そして指示を復唱して実行する）ことです。

ノンテクニカルスキルを磨いていこう

　ノンテクニカルスキルは、磨くことができるスキルです。日ごろから手術室スタッフ（外科系医師、麻酔科医、看護師、コメディカルなど）とコミュニケーションをとり相手を理解すること、知識や経験を少しずつ積み重ねていくこと、緊急事態が一段落した後に振り返ることなどが重要でしょう。もちろん、最低限の知識がなければ、チームがなにをしようとしているのかを理解することがむずかしいでしょうし、普段からのコミュニケーションがなければチームのメンバーがどのくらいの能力を持っているかがわからず、チームリーダーがメンバーに実行不可能な指示を与えてしまう（不適切な役割分担になってしまう）危険性があることは想像できるでしょう。

　緊急事態はまれにしか起きない、けれども起きたときこそ、腕の見せ所です。うまくチームダイナミクスをはたらかせて、クールに乗り切りたいものです。そして、緊急事態をうまく乗り切った経験値を少しずつ蓄積し、急性期医療の要である手術室として、より素敵なチームになっていきたいと思っています。

参考文献

1）Flin, R. et al. Anaesthetists' non-technical skills. Br J Anaesth. 105（1）, 2010, 38-44.
2）大阪大学医学部附属病院中央クオリティマネジメント部. 医療チームの安全を支えるノンテクニカルスキル：スピークアップとリーダーシップ. 平成 25 年 3 月 31 日 https://www.hosp.med.osaka-u.ac.jp/home/hp-cqm/ingai/instructionalprojects/teamperformance/pdf/2013seminarbook.pdf（2021.2.22 アクセス）

Q 43

アナフィラキシーが起きたときの対応を教えてください。

アナフィラキシーとは、全身性のアレルギー反応のことですね。さらに血圧が低下するものを、アナフィラキシーショックといいます。日本での手術室での発症率は 0.01% 程度のようです（印象としてはもっと多い気もしますね）ので、みなさんの施設でも経験はあるのではないでしょうか。

アナフィラキシーに気づけるか

さて、アナフィラキシーに対応する前に、まず大事なことはアナフィラキシーに早く気づくことです。アナフィラキシーの症状としては、皮膚症状（全身の発赤や発疹）、呼吸器症状（呼吸困難や気道狭窄）、血圧低下などがありますが、手術中、もしくは全身麻酔中の患者さんには覆布がかけられていますし、全身麻酔中は意識がないので症状を訴えませんから、す

アナフィラキシーの症状

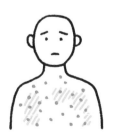
皮膚の発赤
じんましん
粘膜の腫れなど

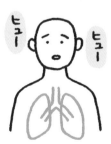
呼吸困難
喘鳴
気道抵抗の上昇

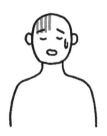
循環器症状
（血圧低下など）

ぐに発見することがむずかしいことがあります。そのため、アナフィラキシーを疑ったらドレープを外して皮膚を観察する必要があります。

またアナフィラキシーでは、原因となる物質（アレルゲン）が発症直前に投与されていることが多く、手術室で多い原因物質は、頻度の高い順に、スガマデクス（ブリディオン®）、ロクロニウム（エスラックス®）、セファゾリンです。そのほかの抗菌薬やラテックスなどもアナフィラキシーを引き起こすことがあります。投与タイミングと発症のタイミングも、アナフィラキシーの診断の参考になります。

マンパワーとアドレナリン！

アナフィラキシーと判断されたら、まずはマンパワーが大事です。応援をすぐに呼びましょう。緊急事態が起きた場合は「O₂、IV、モニター」と説明しましたが（Q42 👉 p.150）、多くの場合、手術室ではすでにモニターがついており、点滴ラインも確保されていることが多いでしょう。次に行うことは急速輸液とアドレナリンの投与です。とくに、早くアドレナリンを投与することが大事です。

アドレナリンの投与方法としては、筋注する場合（0.2 ～ 0.5 mg）、少量を静注する場合、持続投与する場合などがあります。麻酔科医の指示に従って準備をしましょう。静注する場合、10 μg 程度とごく少量を使用することがあります。アドレナリン（ボスミン® など）は 1A が 1 mg つまり 1,000 μg ですので、準備する際に間違わないよう、とくに希釈方法などに注意しましょう。

アドレナリン以外の薬剤

そのほかに使用する可能性が高い薬剤は、抗ヒスタミン薬です。H₁ ブロッカー（ポララミン® など）を使用し、皮膚症状の改善を図ります。また、ステロイドの一種であるヒドロコルチゾン（サクシゾン®、ソル・コーテ

フ®、ハイドロコートンなど）もよく使用します。低血圧が改善しないときは、ドパミン（イノバン®など）やノルアドレナリンなども使用するかもしれません。これらの薬がすぐ使えるよう準備しましょう。救急カートの中にこれらの薬剤が入っていれば、救急カートごと持ってくるのがよいと思います。

アフターケアもしっかりと

最後に大事なことは、アナフィラキシーの原因として疑わしい物質がある場合、申し送りの際に病棟のナースにもしっかり伝えましょう。病棟で再度アナフィラキシーが起きてしまうと、手術室ほどスムーズに対応できないことが多いですからね。

発生する確率は低いけれど、いつ起きてもおかしくないアナフィラキシー。ときには致死的になることもありますが、一般病棟や町中で発生してしまった場合と比べれば、手術室はモニターも薬剤も揃っていますし、なにより緊急対応に慣れているスタッフが多いという点で有利です。いざというときに動じずにスムーズに動けるよう、どんな対応が必要になるかを把握しておくことが大事です。

参考文献

1) 日本麻酔科学会 安全委員会 アナフィラキシーに対する対応プラクティスガイドライン作成 WG. アナフィラキシーに対する対応プラクティルガイド. 2021.
2) McEvoy, MD. et al. Cardiac Arrest in the Operating Room：Part 2-Special Situations in the Perioperative Period. Anesth Analg. 126 (3), 2018, 889-903.
3) 日本アレルギー学会. アナフィラキシーガイドライン. 2014, 25p, https://anaphylaxis-guideline.jp/pdf/anaphylaxis_guideline.PDF（2021.2.22 アクセス）.
4) 高澤知規. 手術室発症のアナフィラキシーショック. 日本臨床麻酔学会誌. 39 (4), 2019, 408-14.
5) 光畑裕正. "食物・ハチ・薬物アレルギー/アナフィラキシー/アナフィラキシーショック". ER・ICU での薬の使い方・考え方. 救急・集中治療：エキスパートの実践と秘訣に学ぶ 2016-'17. 岡元和文 特集編集. 27 臨時増刊号. 2015, e35-41.
6) Horiuchi, T. et al. Drug-induced anaphylaxis during general anethesia in 14 tertiary hospitals in Japan: a retrospective, multicenter, observational study. J Anesth. 35 (1), 2021, 154-60.

大量出血が起きたときの対応を教えてください。

やっぱり出血はこわい！

いきなりですが、出血はなぜよくないのでしょう？　これは、出血によって循環動態に影響が出る（血圧が下がる）と、身体の各臓器に十分な酸素が行きわたらず、臓器や組織にダメージが出てしまうからです。また、出血によって貧血になる（ヘモグロビンが下がる）と、やはり酸素を各臓器に十分に届けることができなくなります。

どのくらいの出血を「大量出血」というか、明確な決まりはありません。というのも、じわじわと長時間出続ける出血もあれば、一気にドバッと出る出血もあります。患者さんの体格や、確保できる輸血製剤の量、それぞれの施設の特徴などもあるので、出血量だけをみて「大量出血は○ mL!!」とはなかなか決められません。とりあえずここでは、すぐに止血できる見込みがなく、循環動態に影響が出ている（血圧が下がり頻脈になっている）出血を考えてみましょう。手術室での心停止の原因の 1/3 が出血ということで、大量出血時にどのように動くかを把握しておくことは、オペナースにとってとても重要です。

大量出血時はとくにマンパワーが必要

まずは「O_2、IV、モニター」と、人手の確保。そしてリーダーを中心に動くこと。これまでにも説明してきたことですね。大量出血ではＡラインもいずれかのタイミングで確保したいところです。そのほかにも、新鮮凍結血漿（FFP）を溶かしたり、輸血のダブルチェックをしたり、出血

カウントや血液検査を提出したりと人手がとくに必要ですので、やはりマンパワーは大事です。

輸血部と情報の共有を

では大量出血時の1つめのポイント、それは輸血製剤の確保です。大量出血時には大量輸血が必要になります。どのくらいの輸血がすぐ使えるか、これからどのくらい必要になりそうなのかなどが大事な情報です。麻酔科医とともに、輸血部とこまめに連絡を取り合いながら情報を共有しましょう。緊急事態の場合は、交差適合試験（クロスマッチ）を省略し、さらに超緊急の場合は血液型によらずO型の赤血球製剤（RBC）を使用することがあります（表）。

表 緊急時の適合血の選択

患者血液	赤血球濃厚液（RBC）	新鮮凍結血漿（FFP）	血小板濃厚液（PC）
A	A＞O	A＞AB＞B	A＞AB＞B
B	B＞O	B＞AB＞A	B＞AB＞A
AB	AB＞A＝B＞O	AB＞A＝B	AB＞A＝B
O	Oのみ	全型適合	全型適合

日本麻酔科学会，日本輸血・細胞治療学会．危機的出血への対応ガイドライン．2007 から転載

総力戦で出血に立ち向かおう

2つめのポイントは、凝固・止血障害を防ぐことです。大量出血時に輸液やRBCのみを補充していると、凝固因子や血小板が低下してきます。すると、血液がなかなか固まらず、止血ができない状態となり、どんどん悪循環となっていきます。大量出血の場合、FFPや血小板濃厚液（PC）も使用することが多いですので、これらの輸血製剤の確保や使用方法も把

握しておきましょう（第2章も読んでみてくださいね p.92～）。さらに、FFPでは凝固因子の補充が間に合わないときは、（適応外使用ですが）フィブリノゲン製剤を使用する場合もあります。

オペナースの腕の見せどころ

　3つめのポイントは、細かい配慮です。大量出血や大量輸血により体温が下がることが多いです。輸血を温める、加温装置を追加する、術野の洗浄に温かい水を用意するなどは、低体温を防ぐのに有効です。低体温は血液凝固にも影響するため、大量出血では低体温を防ぐことがより重要になります。また、電解質の調整のため、カルシウム製剤（カルチコールなど）や利尿薬を使用することがあります。さらに、外傷による大量出血では、トラネキサム酸（トランサミン®）を早めに投与すると死亡率が下がるといわれています。

◆　◆

　そして、大量出血が落ち着いた後には、いっしょにがんばってくれた輸血部に「出血は落ち着きました」と一報を入れることを忘れずに。

参考文献

1）日本麻酔科学会，日本輸血・細胞治療学会．危機的出血への対応ガイドライン．2007，https://anesth.or.jp/files/pdf/kikitekiGL2.pdf（2021.2.22アクセス）.
2）宮田茂樹ほか．大量出血症例に対する血液製剤の適正な使用のガイドライン．日本輸血細胞治療学会誌．65（1），2019，21-92.
3）Varon, AJ. et al. "輸血と外傷性凝固障害"．外傷麻酔エッセンシャル：重症外傷の蘇生と周術期戦略．今明秀ほか監訳．東京，メディカル・サイエンス・インターナショナル，2019，86-101.

Q 45 気道確保困難が起きたときの対応を教えてください。

　気道確保困難に遭遇したことはありますか？　ないに越したことはありません。どんどん下がっていくSpO2、患者さんにはチアノーゼが出てきて……となったら、こわいですね。

滅多にない、けれども気道確保困難は大ピンチ

　これまでにも何度か述べてきたように、気道を確実に確保するということは、全身麻酔においてもっとも重要なことです。多くの場合では、麻酔薬で眠った後に、スムーズにマスク換気や気管挿管、ラリンジアルマスクの挿入などによって気道を確保することができます。しかし、気道確保が困難な場合も、低い確率ではあるものの存在します。マスク換気も普通の喉頭鏡での挿管もむずかしいケースは0.4%[1]、そしてマスク換気も気管挿管もできないような超緊急事態（cannot ventilation cannot intubation / oxygenation：CVCI もしくは CVCO とよばれます。このままでは数分後に死が待っています）は0.003%発生した[2]との報告があります。つまり、発生する確率は高くないものの、気道確保に関するトラブルは命にかかわる可能性が高いため、気道確保困難に迅速に対応できる準備をつねに整えておく必要があります。気道のトラブルでは、数十秒の遅れが予後に影響することもあり、スピードが大事です。

　では、気道確保困難が起きてしまったらどうしたらよいでしょうか。対応の詳細な流れは、麻酔科学会から出ている「気道管理アルゴリズム」[2]がわかりやすい（日本麻酔科学会のホームページから日本語版を無料で見ることができます）ですが、ここではそのポイントを説明します。

カプノグラムで換気状態を判断しよう

　まずチェックすべきはカプノグラムです（詳しい見かたは Q8 ☞ p.31 を参照してください）。このカプノグラムの波形に平らなところ（プラトー）がない場合、なにか次の手を打たなければなりません。ここで、使う可能性があるものが、ラリンジアルマスクやエアウェイ（経口エアウェイと経鼻エアウェイがあります）などです。麻酔科医の指示に従いましょう。

気道確保困難はスピード勝負！

　いくつかの対策をとってもマスク換気がいまいち、もしくは気管挿管ができない場合、緊急事態です。ここからはスピードが大事です。すぐに人員の確保と気道確保に関連する道具を準備します。この後は、麻酔科医の指示に従いながら気道確保の努力をしつつ、麻酔を覚まして自発呼吸を回復させる、もしくは輪状甲状靱帯切開（簡易的な気管切開のようなイメージです）を考慮します。

あなたの施設にも DAM カートはありますか？

　ここでご紹介しておきたいものが、DAM カートです。みなさんの施設には DAM カートはありますか？　DAM とは「Difficult Airway Management」の略で、「困難気道（Difficult Airway）の管理（Management）」という意味です。困難気道というのは、いまいちしっくりこない日本語ですが、フェイスマスク換気や気管挿管がむずかしい／できないことを指します。

　みなさんの施設にも、気道確保をするためのグッズが普通の喉頭鏡以外にもいくつかあるかと思います。ビデオ喉頭鏡（McGRATH™ やエアウェイスコープなど）、さまざまなタイプやサイズのラリンジアルマスク、経口・経鼻エアウェイ、気管支ファイバーなどなど。これらのさまざまな気道確保グッズを DAM カートという 1 つのカートにまとめ、どの手術室からも

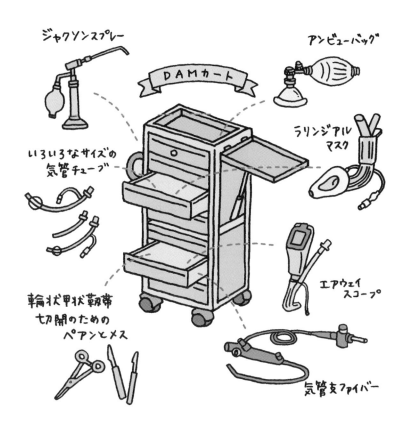

ジャクソンスプレー

アンビューバッグ

DAMカート

いろいろなサイズの
気管チューブ

ラリンジアルマスク

輪状甲状靱帯
切開のための
ペアンとメス

エアウェイスコープ

気管支ファイバー

数秒以内で取りに行ける場所に置いておくことが、気道トラブルが発生し
たときの迅速な対応に役立ちます。「DAM カート持ってきて!」のひと
ことで、すぐに患者さんのもとに必要物品の準備ができるということです
ね。気道トラブルが起きたときは、必要なグッズを何度も取りに行く時間
さえも惜しいのです。

　DAM カートに用意しておくものとしては、先に挙げたもの以外に、緊
急外科的気道確保（外科的輪状甲状靱帯切開：緊急で気管を切開または穿
刺し、気管チューブを挿入してとりあえず換気をする）の物品も入ってい
るとよいでしょう。それぞれの施設の状況や、それらを使用する麻酔科医

に合わせて調整しながら、DAM カートを使いやすいように整備しておく
といいですね。まだ DAM カートがない施設では、これを機会に作ってみ
てはいかがでしょうか？　そして、すでに DAM カートがある施設では、
なにが入っているかなどをときどき確認しておくと、いざという事態で役
に立つこと間違いなしです。

　繰り返しになりますが、気道のトラブルは生命に直結します。手術室の
スタッフ全員で力を合わせ、スピード感を忘れずに、気道確保困難を乗り
越えましょう。

参考文献

1) Japanese Society of Anesthesiologists. JSA airway management guideline 2014 : to improve the safety of induction of anesthesia. J Anesth. 28 (4), 2014, 482-93.
2) Tachibana, N. et al. Incidence of cannot intubate-cannot ventilate (CICV) : results of a 3-year retrospective multicenter clinical study in a network of university hospitals. J Anesth. 29 (3), 2015, 326-30.
3) Miller, RD. et al. Basics of Anesthesia. 7ed, Elsevier, 2017, 251.

Q 46 危険な不整脈が起きたときの対応を教えてください。

　危険な不整脈とはなんでしょうか。心電図が異常（正常でない）だからといって、いつも緊急事態というわけではありません。たとえば、上室性期外収縮（PAC）や心室性期外収縮（PVC）がときどき出る人はよく見かけますし、心房細動（Af）の人もいます。これらは不整脈ですが、緊急事態ではないですよね。

危険な不整脈とは？

　危険な不整脈とは、循環動態に影響を及ぼす心電図異常です。循環動態に影響を及ぼす心電図異常の例をいくつか挙げてみます。たとえば、

- ・心停止の波形になった
- ・血圧が保てなくなった
- ・動脈圧ライン（Aライン）の波形やパルスオキシメータの波形が出なくなった
- ・患者さんの意識レベルが急に変化した
- ・患者さんが冷汗をかいている
- ・心拍数が40/分以下、もしくは150/分以上

などは、循環動態に影響を及ぼしている可能性が高く、このようなサインを伴う心電図異常を見かけたら、すぐに人を呼んで、救急カートと除細動器を準備する必要があります。とくに心停止の波形のときは、ただちに胸骨圧迫など蘇生処置が必要になります。

　これと同時にやることが、気道確保と酸素、静脈ライン、モニター装着です。「O₂、IV、モニター」でしたね（Q42 p.150）。麻酔中・手術

中は、すでにこれらは準備されていることも多いです。

心停止には 4 つのパターンがある

　「心停止の波形」というのが出てきましたが、心停止には 4 つのパターンがあります。心停止とは、心臓から血液が拍出されていない状態のことで、心臓がまったく動いていない状態のことではありません。

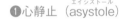

❶心静止（asystole）

　電気活動がない状態で、心電図はフラットになります。

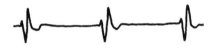

❷無脈性電気活動（pulseless electrical activity：PEA）

　電気的には動いていても、心臓の筋肉は動いていません。これも心停止です。

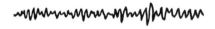

❸心室細動（ventricular fibrillation：Vf）

　心臓が不規則に動いていて、血液を送り出していない状態です。

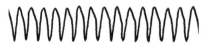

❹無脈性心室頻拍（pluseless ventricular tachycardia：pluseless VT）

　脈なし VT ともいわれます。脈が早すぎて血液を送り出せない状態です。

これら4つはすべて心停止ですが、除細動が有効なのは、「③心室細動（Vf）」と「④無脈性心室頻拍（pulseless VT）」の場合です。「①心静止」と「②無脈性電気活動（PEA）」には、除細動は有効ではないので、絶え間ない胸骨圧迫とアドレナリンを投与します。

除細動器について知っておこう

このように、心室細動（Vf）や無脈性心室頻拍（pulseless VT）、そして循環動態に影響を及ぼすような危険な不整脈の場合に必要になるのが除細動器です。除細動器には、大きく3つの機能が備わっています。

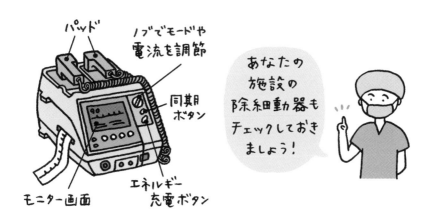

1 電気的除細動（defibrillation）

1つ目の機能は電気的除細動（defibrillation）です。これは、致死的な不整脈に対して、心筋全体を一気にリセットする機能です。ショックボタンを押したタイミングで、電気ショックを与えます。心電図のタイミングに関係ないので、非同期電気ショックともいいます。心室細動（Vf）や無脈性心室頻拍（pulseless VT）など、脈がない場合の不整脈に使います。

2つ目の機能は同期性通電（cardioversion）です。脈がある頻脈性の不整脈に対して、心拍に同期して通電します。除細動器の「同期」ボタンを押せば OK です。この電気的除細動と同期性通電の頭文字を取って、除細動器のことを DC ともよびますね。

3 経皮ペーシング

3つ目の機能は、経皮ペーシング機能です。ペーシング機能は、薬剤（アトロピンやドパミンなど）でも改善しないような循環動態に影響を及ぼすほど脈が遅いとき（徐脈）に使います。心臓を挟むように皮膚にパッドを貼り、電気的に心臓を動かします。意識のある患者さんには負担になるので、鎮静が必要になります。ずっと経皮ペーシングをするわけにはいかないので、経静脈的ペーシング（心臓にリードを入れて、心臓の内側から刺激する）や、ペースメーカーに移行することになります。

シミュレーションで対応をマスターしよう

除細動器はしょっちゅう使うわけではありませんが、危険な不整脈が起きたときには大事な役割を果たします。日ごろから除細動器の場所を確認し、どんな機能があるか、どうやって使用するかを確認しておくとよいでしょう。そして、危険な不整脈への対応として、「BLS プロバイダーコース」「ACLS プロバイダーコース」を受講するのもおすすめです。BLS は1日間で基本的な救命処置を、ACLS は2日間で心肺停止や脳卒中、心筋梗塞などを含めた少し高度な救命処置を、効率よく学ぶことができます。ビデオや人形を使ったシミュレーションを通じて、薬剤や除細動器についても実践的に学ぶことができるのでおすすめです。看護師さんも多数参加しているので、興味がある人はトライしてみてくださいね。

参考文献

1） American Heart Association（AHA：アメリカ心臓協会）．ACLS プロバイダーマニュアル：AHA ガイドライン 2015 準拠．東京，シナジー，2017，190p．
2） Andersen, LW. et al. In-Hospital Cardiac Arrest：A Review. JAMA. 321（12），2019，1200-10.

第**4**章

緊急事態を乗りきろう

よい麻酔科医とは？

　あなたの施設の麻酔科医は、どんな人ですか？　多くの医療ドラマや小説、マンガなどでは、なんとなく麻酔科医は少し変わった人みたいなポジションのことが多い気がします（マンガ『医龍』〔小学館〕）に登場する荒瀬とか。読んだことあります？　先日20代の患者さんの麻酔導入時に、患者さんから「眠るときに数をかぞえますから、7秒で眠らせてくれません？」といわれて、「『医龍』の読みすぎだよ！」となりました。おっと話がそれてしまいました）。

　「よい麻酔科医」とはどんな麻酔科医でしょう。もちろん手術中の患者さんの全身状態を安定させられるとか、術後の痛みを和らげることができるとか、そういったことは大事な要素だとは思いますが、麻酔科医としてはある意味、当然の仕事です（しばしばむずかしいこともありますが）。私が思う「よい麻酔科医」とは、予期しないことが起きても状況判断が的確にできるとか、外科医や手術室スタッフとのコミュニケーションが上手にとれるとか、そういう麻酔技術以外の部分が、普通にそつなくできることだと思っています。

　またもやマンガの話になってしまいますが、『麻酔科医ハナ』のなかに、「本当にいい麻酔科医ってのは、危険を危険にする前に何事もなかったかのように消し去る地味なやつだよ」というセリフがあります。腕のよい麻酔科医は、危険の芽が小さいうちに摘み取ってしまうので、一見、忙しくなさそうに平凡な麻酔をしているように見え、何事もなく患者さんが手術室を退室し、術後の経過もスムーズです。

　よい麻酔科医とは？　に対する私の答えは、今のところ「なんでも普通にそつなくやっている」麻酔科医です。みなさんも「普通の」オペナースを目指しませんか。私も「普通の」麻酔科医になれるよう、日々がんばらないとな。

参考文献

1）乃木坂太郎著，永井明原案．医龍．東京，小学館，2013～2014.
2）なかお白亜著，松本克平監修．麻酔科医ハナ．第2巻．東京，双葉社，2009，109.

デキる
オペナースに
なるために

糖尿病がある患者さんの注意点はなんですか?

糖尿病（DM：diabetes mellitus）の患者さんって多いですよね。20歳以上の日本人の10%以上が糖尿病で、高齢になるほど糖尿病を合併している人は多くなります。糖尿病は動脈硬化の原因になるので、糖尿病の患者さんでは心筋梗塞や脳梗塞のリスクが高くなります。また、周術期の高血糖自体も感染症のリスクです。

HbA1c とは?

糖尿病の程度の指標としてよく使われるのが「HbA1c」で、糖尿病の診断基準のなかにも「HbA1c が 6.5% 以上」という項目が含まれています（正確には、HbA1c だけでなくほかの基準との組み合わせで、糖尿病と診断します）。HbA1c は最近 1 〜 2 か月の血糖値を反映した値で、普段の血糖値が高いと HbA1c も上がります。麻酔科医は、血糖値だけでなく HbA1c がどのくらいかもチェックしています。手術の緊急度にもよりますが、HbA1c が 8.5% を超えている場合は、血糖コントロールをしてから手術をすることを考慮します。

糖尿病の合併症と低血糖に注意!

糖尿病の合併症にも注意が必要です。糖尿病性腎症による腎機能の低下がないかは、大事なポイントです。糖尿病性神経障害は手術後の神経障害のリスクになります。また、糖尿病以外の生活習慣病（高血圧や脂質異常症など）はないかもチェックしています。

また、手術の当日は絶食になることが多いですよね。そのため、手術当日は糖尿病の内服薬は基本的に中止します。食事をとらないのに薬を飲んでしまうと、低血糖になるリスクがあるためです。

手術中の血糖コントロールはどうするか？

糖尿病の患者さんでは、手術中も血糖値を測定します。手術中の血糖値の目安は 150 ～ 200 mg/dL 以下くらいでしょうか。しっかり血糖をコントロールしようとすると、低血糖のリスクが上がるため、手術中は「ほどほど」の血糖コントロールを行います。全身麻酔中は患者さんが低血糖の症状を訴えることができないため、長時間、低血糖に気がつかないと脳に後遺症を残すことがあり、たいへん危険です。

手術中の血糖コントロールは速効型インスリン（ヒューマリン®R など）を使います。インスリンの量は「単位」で扱います。「mg」や「g」ではありません。インスリンは 100 単位で 1 mL、1 単位が 0.01 mL です。シリンジポンプを用いて持続投与する際は、

インスリン 50 単位（0.5 mL）＋生理食塩水 49.5 mL で計 50 mL
（1 mL＝1単位に希釈する）

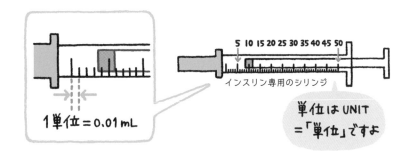

にすることが多いと思います。インスリンの量を間違えると事故につながりますので、準備する際はインスリン専用シリンジを使ってダブルチェックしましょう。

参考文献

1) 日本外科感染症学会."CQ6-3：SSI 予防に有用な周術期の血糖管理目標は？".消化器外科 SSI 予防のための周術期管理ガイドライン 2018.東京,診断と治療社,2018,159-61.
2) 矢田部智昭ほか."糖尿病".麻酔科医のためのリスクを有する患者の周術期管理.横山正尚専門編集.東京,中山書店,2018,201-6.
3) 厚生労働省 健康局監理課.平成 28 年 国民健康・栄養調査結果の概要,https://www.mhlw.go.jp/file/04-Houdouhappyou-10904750-Kenkoukyoku-Gantaisakukenkouzoushinka/kekkagaiyou_7.pdf.（2021.2.24 アクセス）
4) 日本医療機能評価機構.医療事故情報収集等事業「医療安全情報 No.131」.2017 年 10 月,https://www.ja-ces.or.jp/ce/wp-content/uploads/2017/10/8996ea8f27f3fcdb29bc015f142f2883.pdf（2021.2.24 アクセス）
5) 稲石淳ほか.糖尿病・血糖コントロール.Hospitalist.4（2）,2016,335-43.

Q48 喘息やCOPDなど呼吸器疾患がある患者さんの注意点はなんですか?

息を吐くのが苦手?

　手術を受ける患者さんには、喘息や慢性閉塞性肺疾患（COPD）の患者さんも多いですよね。この2つの疾患は、どちらも息を吐くことが苦手で、閉塞性換気障害といいます。手術中のモニターでわかる特徴は、カプノグラム（呼気のなかに含まれている二酸化炭素のモニターでしたね。Q8で登場しました 👉 p.31）の波形が右上がりになることです。

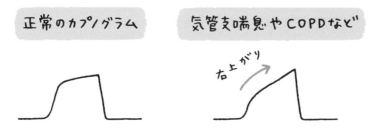

正常のカプノグラム

気管支喘息や COPDなど

右上がり

そのため全身麻酔中の人工呼吸では、息を吐く時間（呼気）を長めに設定（「吸気：呼気」を1：3〜4など）することがあります。

重症度を評価するときのポイントは?

　喘息でもCOPDでも共通ですが、麻酔科医は手術前にそれらの呼吸器

疾患がどのくらいの重症度なのかを評価しています。普段の息切れの程度、どのくらいの運動ができるのか、普段の SpO_2、喘息ならば発作はどのくらいの頻度で起きるのか、COPD ならば喫煙歴、などの情報を患者さんから聴取します。喘息発作がしょっちゅう起きている場合は、手術中にも発作が起きるリスクが高まります。現在行っている治療（内服薬や吸入薬、在宅酸素療法〔HOT〕を行っているのかなど）も大事な情報です。たばこを吸っている場合は、手術前の禁煙指導も大事です。

呼吸機能検査の結果をみてみよう

　呼吸機能検査では、1秒率や1秒量に注目します。これは、1秒間にどのくらい息を吐くことができるかを示した値です。元気なみなさんなら、3L程度は吐けると思います。検査値だけで決まるわけではありませんが、1秒量が1L以下だと「これは気をつけないといけないな……」となります。X線やCTなどの画像検査ももちろん大事です。COPDで肺がボロボロになっている場合は、人工呼吸によって肺に穴があいてしまう（つまり気胸です）可能性もありますからね。

手術室での対応は？

　手術室でのポイントですが、喘息でもCOPDでも、可能ならば気管挿管や人工呼吸は避けることが多いです。脊髄くも膜下麻酔や神経ブロックで手術ができる場合は、そちらを選択します。喘息発

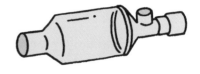

スペーサーの例

作が手術中に起きてしまった場合は、プロカテロール（メプチン®）などβ刺激薬を吸入させます。人工呼吸中の場合でも、呼吸回路にスペーサーを組み込むことでメプチン®を投与することができます。重症の喘息発作

の場合は、ステロイドやアミノフィリン（ネオフィリン®）、アドレナリンなどを静脈から投与することもあります。

　また、COPDの患者さんはかなり痩せていることが多いです。そのため、よりいっそう体温管理が大事になります。もし術後シバリングが発生すると、身体が必要とする酸素の量が多くなるため、呼吸器疾患の患者さんでは、シバリングはぜひとも避けなければなりません。オペナースも保温や加温の意識を高く持ちましょう。

参考文献

1）羽白高.「重症」COPDでも安全に手術を行えるか？. Hospitalist. 4（2）, 2016, 296-300.
2）五藤恵次. "COPD". 麻酔科研修ノート. 改訂第3版. 稲田英一責任編集. 東京, 診断と治療社, 2018, 116-9.

第**5**章

デキるオペナースになるために

血液透析をしている患者さんの注意点はなんですか？

血液透析をしている患者さんはもちろん腎臓が悪いのですが、そのほかの合併症があることも少なくありません。糖尿病による腎症のために透析が必要となる患者さんも多いですよね。また、透析をしている患者さんは動脈硬化が進んでいることも多く、心血管系の合併症（狭心症や心筋梗塞、脳血管障害など）にも注意が必要です。貧血の患者さんも多いです（「腎性貧血」といいます）。

大事なシャントを守ろう

では、血液透析をしている患者さんが手術室に入室してきた場面をイメージしてみましょう。左右どちらかの腕に、血液透析のための針を刺す「シャント」があることが多いと思います。オペナースは患者さんのシャントの場所を確認し、手術中にシャントがダメージを受けないように注意

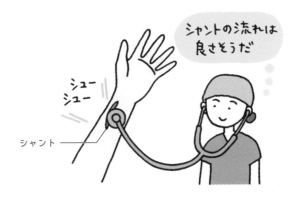

シャントの流れは良さそうだ

シューシュー

シャント

する必要があります。そして、手術の前後でシャントの血流に問題がない
かを確認しましょう。シャントをそっと触ると、血液がシューシューと流
れているのがわかります（これを「スリル」といいます）。聴診器で音を
聞くのもよい方法です。

透析をしている患者さんの麻酔法は？

透析をしている患者さんでの麻酔法ですが、全身麻酔でよく使われるレ
ミフェンタニル、フェンタニル、プロポフォール、ロクロニウムなどはと
くに問題なく使用できます。脊髄くも膜下麻酔や硬膜外麻酔を行うことも
ありますが、血液透析を行うときに抗凝固薬を使用するので、血液透析を
するタイミングと硬膜外カテーテルを抜去するタイミングには注意が必要
になります。

また、透析をしている患者さんは血圧の変動が大きいことが多いです。
麻酔導入前はかなり血圧が高く、導入すると低血圧になるというパターン
をよく経験します。

尿が出ているのかもチェックしよう

尿が出ているのかどうかも、オペナースが把握しておくべき情報です。
透析歴が長い患者さんは、「もう何年もおしっこは出ていないよ」という
人が多いです。その場合は、尿道カテーテルを入れる必要がありませんね。

手術中の注意点ですが、尿が出ないということは、輸液をしすぎるわけ
にはいかないため、輸液の量は必要最低限とします。通常の患者さんでは、
ある程度輸液量が多くなってしまっても、過剰な分が尿として排泄される
ことである程度調整されます。しかし、透析をしている患者さんでは、す
ぐに心不全や肺水腫になってしまうリスクがあります。また、尿が出ない
ということは、電解質のバランスが崩れやすいということです。とくに高
K血症になりやすいため、長時間の手術ではKの値を定期的にチェック

します。輸血する場合にはより高K血症になりやすいため、カリウム除去フィルターを使用することもあります。

　血液透析をしている患者さんは、麻酔のリスクが高いです。オペナースも血液透析患者さんでの注意点をしっかり把握し、安全に手術が終えられるようサポートしましょう。

参考文献

1) 片山浩. "血液透析を受けている". 麻酔科トラブルシューティングA to Z. 高崎眞弓ほか編. 東京, 文光堂, 2010, 148-51.
2) 波平紗織ほか. "慢性腎不全・透析". 麻酔科医のためのリスクを有する患者の周術期管理. 横山正尚専門編集. 東京, 中山書店, 2018, 131-5.

感染症（HBV、HCV、HIV、結核など）がある場合、どんな対策が必要ですか？

オペナースは毎日、点滴や区域麻酔などに使用する鋭利な針や、手術に必要なさまざまな器具に囲まれて仕事をしており、血液などの体液に触れる機会に囲まれています。そのため、針刺し事故や体液の飛沫、空気中に含まれる病原体など、職業感染についての知識と対応を身につけておく必要があります。

つねにスタンダードプリコーション！

地球上にはさまざまな感染症がありますが、基本となるのは標準予防策（スタンダードプリコーション）です。標準予防策とは、汗以外の体液や正常でない皮膚は感染リスクがありますよという考えに基づいています。検体（検査のための血液や摘出した臓器など）も感染リスクがあります。そのため、血液や体液に触れる場合は手袋をつけ、必要に応じてマスク、ゴーグル、フェイスシールド、ガウンを使用します。そして、手袋を外した後は手指衛生を行います。手術を受ける時点で判明していない感染症があるかもしれないので、オペナースはつねに標準予防策をとる必要があります。

職業感染から自分を守るために

では、質問に出ている感染症について、職業感染の観点からお話しします。B型肝炎ウイルス（HBV）、C型肝炎ウイルス（HCV）、ヒト免疫不全ウイルス（HIV）は血液から感染するので、オペナースも注意が必要です。

針刺し事故を起こさないために、針のリキャップはしない、使用後の針はすみやかに専用のケースに廃棄するなどの対策は必須です。さらに、オペナースは器械出しとして1日に何回も針や血液に触れる機会があるので、看護師のなかでもとくにハイリスクです。患者さんのHBV、HCV、HIVが陰性の場合でも、万が一、針刺し事故を起こしてしまったらすぐに流水で洗い、各自の施設のマニュアルに従って対応しましょう。

1 B型肝炎ウイルス（HBV）

手術を受ける人はHBs抗原検査をされていると思います。HBs抗原が陽性であれば、現在、HBVに感染しているということです。さらに、HBe抗原も陽性の場合は感染力が高い状態（針刺し事故による感染率は37～62%）で、より注意が必要です。

医療従事者はHBV感染ハイリスクであるため、HBワクチン接種を行うべきです。自分がHBワクチンを受け、HBs抗体を獲得しているかどうかを把握しておきましょう。

2 C型肝炎ウイルス（HCV）

患者さんのHCV抗体が陽性であれば、感染リスクがある（針刺し事故による感染率は3～10%）と考えます。針刺し事故後のHCVの予防法は、現在のところ流水で洗い流す以外にありません。針刺し事故を起こしてしまった後は定期的に血液検査をし、感染してしまった場合には治療を行います。

3 ヒト免疫不全ウイルス（HIV）

HIVは後天性免疫不全症候群（AIDS）を起こすウイルスですね。HIVはウイルス、AIDSは病気の名前です。針刺し事故によるHIV感染率は0.3%ほどと高くはありませが、針刺し事故が起きた場合には、患者さんの同意を得てHIV検査を行います。そして、患者さんがHIV陽性だった場合やHIVの可能性が高い場合には、抗HIV薬の内服を考慮する必要があります。

結 核

　結核は空気感染するのが特徴です。患者さんが肺結核に感染していて、喀痰のなかに結核菌が検出されている場合は空気感染リスクがあり、標準予防策に加え空気予防策が必要です。陰圧の手術室で、麻酔器の呼吸回路にバクテリアフィルターをつけ、医療従事者は N95 マスクをつけます。また、呼吸器系からの感染だけでなく、結核に感染している臓器や検体からの感染リスクも意識しましょう。

　2020 年は新型コロナウイルス感染症（COVID-19）が流行しましたが（本書を執筆している 2021 年 1 月時点では、全国的に COVID-19 が流行中です）、COVID-19 においても標準予防策は重要です。院内でもっとも（?）手洗いが上手なオペナースも、あらためて手術室での感染対策を意識し、各施設の COVID-19 に対するマニュアルにもとづいた対応をしましょう。

参考文献

1） 松田和久. 職業感染防止. 日本手術医学会誌. 34（Suppl）, 2013, S92-5.
2） 日本麻酔科学会・周術期管理チーム委員会編. "感染対策". 周術期管理チームテキスト. 第3版. 神戸, 日本麻酔科学会, 2016, 76-8.
3） 稲葉頌一. "ヒト免疫不全ウイルス（HIV）のキャリアである". 麻酔科トラブルシューティング A to Z. 高崎眞弓ほか編. 東京, 文光堂, 2010, 226-29.
4） 稲葉頌一. "B型肝炎またはC型肝炎ウイルスのキャリアである". 前掲書3）. 230-1.
5） 森山潔. "結核". まれな疾患の麻酔 A to Z. 高崎眞弓ほか編. 東京, 文光堂, 2015, 481-2.
6） 田口志麻. "ウイルス（B型, C型）肝炎". 前掲書5）. 485-6.
7） 佐藤正規ほか. "後天性免疫不全症候群". 前掲書5）. 487-9.

病棟ナースとの申し送りのポイントは なんですか？

　手術の前後には、病棟や外来のナースとオペナースで申し送りをしますよね。申し送りの内容にはそれぞれの施設による決まりなどもあるでしょうから、ここでは私が重要と考えていることを、いくつかお話ししてみたいと思います。

申し送りを受けるときのポイントは？

　まず、手術室に入室時の病棟ナースからの申し送りを、オペナースが受ける場合について。もっとも大事なことは、患者さんの取り違えがないかです。患者さんの名前だけでなく、病名と予定手術をチェックします。過去には患者さんを取り違えて手術が行われ、術後 ICU で取り違えが判明した事故なども起きています。ひととおり申し送りを受けた後に、不十分だと思ったことや疑問点があれば、迷わず聞きましょう。小さな疑問や違和感が大事なのです。病棟ナースが怖そうなベテランナースでも、ためらわず聞いていいんです。

申し送りをするときのポイントは？

　そして手術終了後に、オペナースから病棟ナースへ申し送りをする場合。ここはオペナースの腕の見せ所です。私がプレゼンする場合に意識しているポイントを 2 つ＋α を紹介します。

ポイント1 デキる人ほど話が短い

　これは、デキる人ほどポイントがわかっているので、重要なことだけを伝えることができるということです。長く詳細な申し送りをすればよいわけではありません。大事なことだけを確実に伝えればよいのです。あまり大事ではなく、術中の看護記録を見ればわかるような細かいことは、「〇〇に関しては看護記録をみてください」でよいと思います。では、大事なことって何でしょうか？　そこで、次のポイントです。

ポイント2 その情報で病棟の行動が変わるか

　大事な情報とは、「その情報で病棟の行動が変わる」情報のことです。たとえば、手術中に使った麻酔薬の詳細などは、病棟にとってはあまり重要ではありません。麻酔法がセボフルランでもプロポフォールでも、病棟での行動は変わらないので不要な情報です。一方で、手術室からつないで帰る薬剤（硬膜外麻酔のボトルや、シリンジポンプで持続投与している昇圧薬など）は病棟で管理することになるので、しっかり伝える必要があります。神経ブロックをしたかどうかなども、術後に麻痺のチェックなどをするうえで重要な情報なので必要でしょう。術後鎮痛に関する情報も、病棟での痛みの対応に影響するため重要ですね。

オペナースの "カン" も大事！

　もう一つ補足ですが、オペナースとして気になったことがあれば、それも伝えましょう。明らかな異常ではなくても、「普段となにか違うな……」という違和感が大事になることがあるのです。

こういったポイントを普段から意識していれば、上手な申し送りができるようになっていくはずです。さあ、明日からの申し送りで差をつけてみませんか？

参考文献

1）横浜市立大学医学部附属病院の医療事故に関する事故調査委員会．報告書．平成 11 年 3 月，https://www.yokohama-cu.ac.jp/kaikaku/bk2/bk21.html（2021.2.24 アクセス）

Q 52 筋弛緩モニターについて教えてください。 TOFってなんですか?

筋弛緩の状態をモニタリングしよう

　みなさんの施設では、筋弛緩モニターを使用しているでしょうか?　ひと昔前は、筋弛緩薬の投与は麻酔科医の職人的カンや経験で調整されることも多かったようです。しかし近年では、筋弛緩の状態をモニタリングしながら筋弛緩薬を適切に使用することで、手術の視野が改善したり、筋弛緩薬が残っていることによる術後のトラブルを予防できたりすることがわかり、基本的に筋弛緩薬(最近はたいていロクロニウム〔エスラックス®〕ですかね)を使うすべての症例で、筋弛緩の状態をモニタリングすることが一般的になりました。

筋弛緩モニターを装着しよう

　この筋弛緩状態のモニタリングとして、よく使われているのが TOF です。TOF とは train-of-four の略で、「四連刺激」という意味です。つまり、0.5 秒間隔で連続 4 回の電気刺激を加え、その刺激に対する筋肉の動きを見ることで、筋弛緩の状態をモニタリングするというのが TOF の原理です。筋弛緩モニターは、前腕に装着することが多く、尺骨神経を刺激して母指内転筋の動き(手の親指がどのくらい動くか)をモニタリングします。

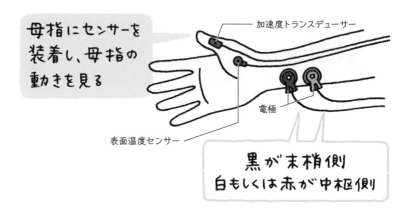

母指にセンサーを
装着し、母指の
動きを見る

加速度トランスデューサー

電極

表面温度センサー

黒が末梢側
白もしくは赤が中枢側

　最近では、血圧測定のマンシェットのようなタイプのものもあります（筋弛緩モニターを自分につけて、TOF刺激を体験してみてもいいですが、まあまあ痛いので自己責任で）。

TOFの値をどうみるか?

　TOFについてもう少し具体的な話をしますね。次ページの図を見ながら読んでみてください。4回刺激したときに4回中何回筋肉が動くかが、TOFカウントです。深い筋弛緩状態の場合、TOFカウントは0です。筋弛緩の効果が切れてくると、TOFカウントは1→2→3→4となってきます。4回刺激して4回とも筋肉が動くときは、TOF比という値が出てきます。TOF比は4回目の動きが、1回目の動きと比べてどのくらいかです。TOF比が大きいほど、筋弛緩の状態は弱い（効果が切れてきている）ことを意味します。抜管するときは、TOF比が90%以上であることを確認します。

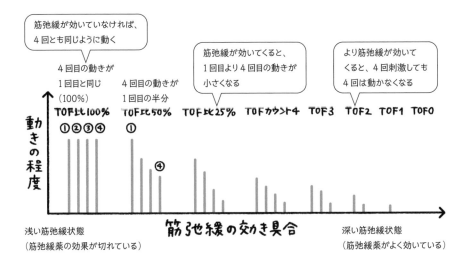

手術中に筋弛緩薬が効いていたほうがよい手術では、TOF をみながら筋弛緩薬を投与します。だいたいの目安ですが、開腹手術では TOF カウントが 0 〜 1 くらい、腹腔鏡手術や肺の手術では、TOF カウント 0 の深い筋弛緩状態で管理することが多いです。抜管するときに TOF 比が 90% 未満であれば、筋弛緩の効果が切れるまで待つか、スガマデクス（ブリディオン®）などで拮抗する必要があります。

参考文献

1) 日本麻酔科学会. 安全な麻酔のためのモニター指針. 2019, http://anesth.or.jp/files/pdf/monitor3_20190509.pdf （2021.2.24 アクセス）.
2) 羽間恵太ほか. 神経刺激パターンと刺激部位. LiSA. 26 （5）, 2019, 454-7.

BISってなんですか?
BISの値はどのくらいがよいですか?

「麻酔の3要素」って言葉を聞いたことがありますか? これは、「麻酔にとって大事なのは、『鎮静（意識をとる)』『鎮痛（痛みをとる)』『筋弛緩（動かない)』の3つですよ」ということですが、BIS（ビス）はこのなかでも鎮静レベル、つまり意識状態（眠り合い）のモニターです。

その患者さん、眠っていますか?

鎮静レベルをモニタリングすることがなぜ重要かというと、いちばんは術中覚醒を防ぐためです。全身麻酔の手術中に覚醒してしまい、意識がある状態は恐ろしいですよね。吸入麻酔薬を使用している場合は、呼気（吐いた息）中の麻酔ガス濃度なども鎮静レベルのよい指標になるのですが、全静脈麻酔（TIVA（ティーバ）、吸入麻酔薬でなくプロポフォールなどで眠っている状態）では、BISなどのモニタリングがとても有用です。

ちょうどよいBISの値は?

BIS（bispectral index）値は、前額部に貼ったセンサーから得られた脳波をもとに算出されます。このセンサーには細かいとげがついているので、患者さんによっては軽い痛みを訴えることがあるため、私は「少しザラザラしますよー」と声をかけ

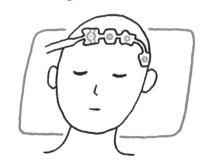

BISセンサー

て貼っています。センサーを貼ってしばらくすると、BIS 値が表示されます。完全に起きている人の BIS 値は 100 に近く、脳波が平坦になると BIS 値は 0 になります。鎮静レベルが深いほど（眠り具合が深いほど）BIS 値は低くなります。全身麻酔中は、鎮静レベルによって脳波が変化するのですが、全身麻酔中の BIS の値は 40 ～ 60 くらいがちょうどよいといわれています。

脳波の波形も見てみよう

　全身麻酔として適切な鎮静レベルでは、一般的に高振幅徐波という脳波が観察できます。高振幅徐波は、モニター上では「きれいな大きな波」のように見えます。

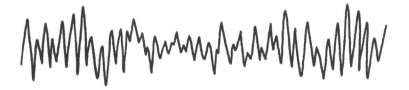

高振幅徐波

　BIS の値は、患者さんの筋肉の動きや電気メス、使用する薬剤などの影響も受けるため、麻酔科医は BIS の値だけでなく脳波の波形も見ながら鎮静薬を調整しています。

参考文献

1）Miller, RD. et al. Basics of Anesthesia. 7ed. Elsevier, 2017, 814-8.
2）鎌田ことえ. TIVA における脳波モニターの見方. LiSA. 27（7）, 2020, 728-36.

肺動脈カテーテルってなんですか？
どういうときに入れますか？

　肺動脈カテーテル（pulmonary artery catheter：PAC）って見たことありますか？　スワンガンツカテーテルとよんでいる施設も多いかもしれません。このカテーテルを開発したのが、スワンさんとガンツさんなので。

肺動脈カテーテルはどこに入っている？

　さてこの肺動脈カテーテル、名前のとおり肺動脈に入れます。多くの場合、中心静脈カテーテルのように、首の右側（右内頸静脈）から挿入します。はじめに内頸静脈に入り、その後、上大静脈（SVC）→右心房（RA）→右心室（RV）→肺動脈（PA）と入っていきます。この間に、カテーテル先端の圧波形も変化していくので、挿入されるときに見ているとどこまで進んだかがわかります。圧波形の変化だけでなく、経食道心エコーやX線透視を使いながら挿入する場合もあります。右内頸静脈から挿入した場合、45〜50 cm前後で肺動脈に到達します。

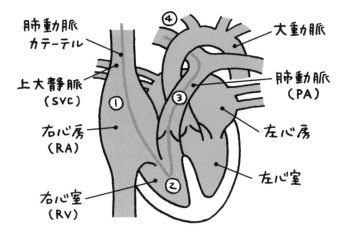

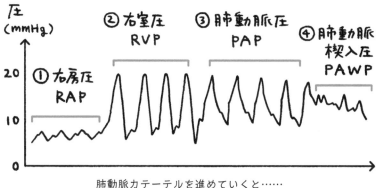

肺動脈カテーテルを進めていくと……

肺動脈圧とは？

　では、肺動脈カテーテルでなにがわかるでしょうか？　もちろん、<u>肺動脈圧（PAP）が測定できます</u>。いわゆる「血圧」は動脈の圧なので、心臓の機能や全身の血管抵抗によって決まります（Q18 ☞ p.69）。同じように、肺動脈圧は肺血管抵抗などに影響されます。また、輸液をたくさんすると肺動脈圧は上がってきますし、左心不全の場合も肺動脈圧は上がります。左心不全では、左心室から血液がうまく拍出されないので、その後

ろ側に血液が渋滞するイメージですね。肺動脈圧の目安は、すごくざっくりいうと血圧の1/4くらいです。平均肺動脈圧が 25 mmHg を超えてくると「高いな……」となります。

そのほかに測定できる項目 その1：CO

　また肺動脈カテーテルでは、心拍出量（cardiac output：CO〈シーオー〉）が測定できます。心拍出量とは、1分間に心臓からどのくらいの量の血液が送り出されているかで、単位は（L/ 分）です。心拍出量を体格で調整した、心係数（cardiac index：CI〈シーアイ〉）という値もよく使われます。これらは心臓がどのくらい元気に収縮しているかを示すので、心不全の場合は、心拍出量と心係数は低くなります。心係数が 2.2 L/ 分 /m^2 以下のときは、心臓が弱っているかもしれません。

そのほかに測定できる項目 その2：S$\bar{\text{v}}$O₂

　忘れてはならないのが、混合静脈血酸素飽和度（S$\bar{\text{v}}$O$_2$、「エスブイバーオーツー」と読みます）で、これも肺動脈カテーテルで測定できます。混合静脈血酸素飽和度（S$\bar{\text{v}}$O$_2$）とは、肺動脈の酸素飽和度です。パルスオキシメータで測定した動脈の酸素飽和度が SpO$_2$ で、肺動脈の酸素飽和度が S$\bar{\text{v}}$O$_2$ です。

　この S$\bar{\text{v}}$O$_2$ は、全身の酸素の需要と供給のバランスを示しています。酸素は血液によって全身に運ばれるので、S$\bar{\text{v}}$O$_2$ は循環のモニタリングにもなるのです。S$\bar{\text{v}}$O$_2$ は通常 65 ～ 75% ほどですが、全身で必要としている酸素を十分に届けられていないときは、S$\bar{\text{v}}$O$_2$ は低下します。S$\bar{\text{v}}$O$_2$ が 60 ～ 65% を下回るときは、なんらかの対応（輸血、酸素投与、強心薬の投与など）が必要になってきます。

肺動脈カテーテルにも合併症リスクがある

ここで紹介した以外にも、肺動脈カテーテルではいくつかの情報を得ることができます。循環動態のモニタリングとして有用なので、手術室ではおもに心臓手術において使用されることが多いと思います。しかし、肺動脈カテーテルをすべての患者さんに入れるわけにはいきません。心臓のなかを通って 50 cm も入れるので、挿入する際に不整脈が発生したり、心臓や肺動脈に穴があいてしまったりなどの重大な合併症リスクがあるからです。また心臓を閉じる際に、心臓の壁といっしょに肺動脈カテーテルを縫い込んでしまうことによる合併症も報告されています。そのため、すべての心臓手術を受ける患者さんに肺動脈カテーテルを入れるわけではなく、メリットと合併症リスクを天秤にかけ、必要な場合だけ肺動脈カテーテルを使用します。

参考文献

1) Miller, RD. et al. Basics of Anesthesia. 7ed. Elsevier, 2017, 356.
2) 十時崇彰ほか. "肺動脈カテーテル". 麻酔科研修ノート. 改訂第 3 版. 稲田英一責任編集. 東京, 診断と治療社, 2018, 196-201.
3) Marino, PL. "全身の酸素化". ICU ブック. 第 4 版. 稲田英一監訳. 東京, メディカル・サイエンス・インターナショナル, 2015, 140-57.
4) 日本心臓血管外科学会・日本心臓血管麻酔学会合同ステートメント作成委員会. 心臓手術時の肺動脈カテーテル使用に関するステートメント. 2020 年 3 月, https://plaza.umin.ac.jp/~jscvs/use-statement/（2021.2.24 アクセス）

フロートラックってなんですか？どんなときに使いますか？

1つ前の項目（Q54 ☞ p.192）で、「肺動脈カテーテルでは心拍出量や混合静脈血酸素飽和度（S$\bar{v}$O$_2$）が測定できる」というお話をしました。しかし肺動脈カテーテルの挿入や抜去には、合併症のリスクもあります。そこで登場するのがフロートラックです。

フロートラックとは？

動脈圧ライン（Aライン）にフロートラックセンサーを接続し、専用のモニター（EV1000クリティカルケアモニターやビジレオモニターなど）に接続することで、Aラインの動脈圧波形をもとに一回拍出量（stroke volume：SV）などが表示されるシステムがフロートラックです。

一回拍出量（SV）とは心臓が1回収縮するときに送り出される血液の量（mL）なので、これに脈拍数（回／分）をかけると、1分間に送り出される血液の量、つまり心拍出量（L／分）が計算できます。合併症リスクがある肺動脈カテーテルを入れなくても、フロートラックで心拍出量がわかるのがメリットです。

輸液の量の判断材料にもなる！？

フロートラックのもう一つの特徴は、SVV（エスブイブイ）です。SVVとは一回拍出量変化（stroke volume variation）のことで、一回拍出量が呼吸によってどのくらい変化するかを示しています。Aラインの波形やSpO$_2$の波形が、人工呼吸のリズムに合わせて微妙に揺らいでいる（波打っている）のがし

ばしばモニターで確認できるので、ぜひ見てみてください。これは呼吸性変動といって、呼吸によって心臓に返ってくる血液の量が変わることが影響しています。

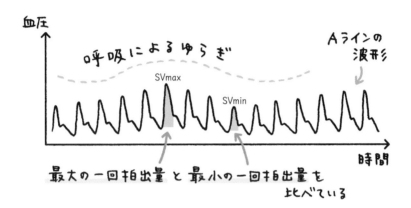

この一回拍出量の呼吸性変化（SVV）は、循環血液量が不足しているときに大きくなります。SVV が 10 〜 15% 以上のときは、輸液や輸血によって心拍出量が増加する可能性が高く、SVV は輸液の量を判断する材料の一つになります（Q23 も参照してくださいね p.85）。SVV が低いのに一回拍出量が少なく血圧も低いときは、輸液や輸血よりも血管収縮薬（ノルアドレナリンなど）や強心薬（ドパミン、ドブタミンなど）のほうが適切かもしれません。

フロートラックの弱点

フロートラックは、基本的に人工呼吸中の患者さんに使用します。フロートラックは肺動脈カテーテルよりずっと低侵襲ですが、不整脈がある場合や、人工呼吸器設定で一回換気量が少ない場合、そして A ラインの波形がきれいに出ていない場合などは、不正確になることが弱点です。

フロートラックの使いどころ

　フロートラックの使いどころですが、私の場合は<u>長時間の開腹手術</u>（肝切除術や膵頭十二指腸切除術など）の麻酔をする際に、適切な輸液量を判断する指標の一つとしてフロートラックを使用することがあります。また、尿量と出血量がはっきり区別できない膀胱全摘術などでも、フロートラックを使用することがあります。

参考文献

1）エドワーズライフサイエンス社ホームページ．専門領域から探す（麻酔・救急集中治療領域）, https://www.edwards.com/jp/professionals/expertise/critiral-care（2020.8.26 アクセス）.
2）嘉嶋勇一郎ほか．低侵襲的評価法：フロートラックセンサーによる低侵襲的評価法の長所と短所．ICU と CCU. 43（3）, 2019, 155-9.

Q / 56　人工呼吸器について教えてください。

　人工呼吸器って複雑そうに見えますよね。麻酔器にも人工呼吸機能がついています。もちろん、すごく細かいところまで理解しようするとむずかしいのですが、実は人工呼吸器って３つのはたらきしかないんです。こういわれたら、なんとなく理解できる気がしてくるでしょう？

人工呼吸器のはたらき その１：換気

　１つめのはたらきは、換気すること。まあ当たり前なんですけど、人工呼吸器は患者さんの肺にガス（酸素など）を送り込みます。この送り込むときに、どんなタイミング（モード）で、どのくらいの量（一回換気量）を、どのくらいの力（圧）で、１分間に何回送り込むか（呼吸回数）、などを設定することができます。

　ポイントは、人工呼吸器はガスを吸気時に送り込みますが、呼気は肺が自然にしぼんでガスが出てくるのを待つだけということです。そのため、みなさんの普段の呼吸は、息を吸う（吸気）時間と吐く（呼気）時間はほぼ同じくらいだと思いますが、人工呼吸中は吸気より呼気を長め（吸気：呼気＝１：２程度）に設定するのが一般的です。

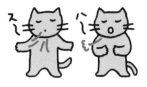

　一回換気量ですが、これはあまりに大きすぎると肺にダメージが出るかもしれません。健康な成人が本気で息を吸おうと思えば 4 L（4,000 mL）くらいは吸うことができますが、一回換気量は理想体重の 6 〜 8 mL/kg くらいに設定します。

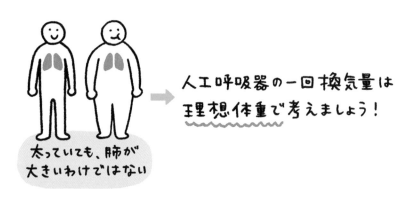

人工呼吸器の一回換気量は
理想体重で考えましょう！

太っていても、肺が
大きいわけではない

　つまり、体重が 50 kg の人ならば一回換気量は 400 mL くらいでしょうか。呼吸回数は、はじめは 10 〜 15 回 / 分程度に設定し、呼気の二酸化炭素（CO_2）濃度や動脈血液ガス分析の結果などをみながら調整します。換気をたくさんすれば酸素化がよくなる（SpO_2 が上がる）ような気がするかもしれませんが、実際には、酸素化がよくなるというよりは血液中の CO_2 濃度が低くなります。酸素化をよくするためには、PEEP をかける（2 つ目のはたらき）、吸入酸素濃度を上げる（3 つ目のはたらき）ほうが重要です。

人工呼吸器のはたらき その2：PEEP

　人工呼吸器の2つ目のはたらきは、PEEP^{ビープ}をかけることです。これについては次の項目（Q57 p.202）で詳しくお話ししますね。

人工呼吸器のはたらき その3：吸入酸素濃度の調整

　3つ目のはたらきは、吸入酸素濃度（F_IO_2）を正確に設定できることです。酸素マスクからの酸素投与は、正確に吸入酸素濃度を設定することができませんし、高い濃度の酸素を送るには不向きです（せいぜい50%くらいまでです。リザーバー付きマスクではもう少し高い吸入酸素濃度となります）。しかし人工呼吸器では、21～100%の範囲で正確に酸素濃度を設定することができます。そのため、重症の呼吸不全の患者さんなどでは、やはり気管挿管し、人工呼吸器を使用する必要が出てきます。

◆　◆

　人工呼吸器の基本的な概念が理解できましたか？　たまに「人工呼吸器をつければ悪かった肺（肺炎など）が治る」と思っている人がいますが、人工呼吸器には悪い肺を治すはたらきはありません。呼吸状態が悪いときに人工呼吸器で呼吸を補助することで、「肺が治ってくるまでの時間稼ぎをする」というイメージのほうが正しいです。

参考文献

1）　田中竜馬．呼吸：人工呼吸器総論．Hospitalist．7（2），2019，247-54.
2）　井上彰．ERから始める人工呼吸管理とNIV/HFNC．Hospitalist．7（4），2019，703-15.

第5章

デキるオペナースになるために

PEEP ってなんですか?

ピープ

PEEP とは?

手術室や ICU などで「PEEP」という言葉を聞いたことがありますか?
PEEP とは、呼気終末陽圧 (positive end-expiratory pressure) のことです。
むずかしそうな雰囲気ですが、単語の意味を一つずつ見ていけば理解できます。

まず「呼気終末」、これは「息を吐ききったとき」という意味ですよね。
この呼気終末に「陽圧」、つまり圧をかけるのが PEEP です。

1 つ前の項目 (Q56 👉 p.199) で、「PEEP をかけると酸素化がよくなる」とお話ししました。気道内の圧が上がると酸素化はよくなる (SpO_2 が上がる) ので、息を吐ききったときにも圧がかかっている (PEEP がある) と酸素化はよくなります。

PEEP をかけると……

また、PEEP のはたらきを説明するときによく使われる例が風船です。
しぼんだ風船を膨らませるのって、はじめはたいへんですよね。でも、風船が少し膨らんでしまえば、そこからはあまり力はいりません。

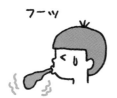
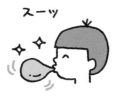

フーッ

しぼんだ風船を
ふくらませるのは
たいへん!!

スーッ

少しふくらんでいると
あまり力を入れなくても
ふくらむ

　PEEP のはたらきがまさにこれです。つまり、肺胞＝風船だと思ってください。肺胞が息を吐いたとき（呼気）に完全にしぼんでしまうと、膨らませるのはなかなかたいへんですが、呼気終末に圧（PEEP）をかけて完全にしぼまないようにしておくことで、吸気時に肺胞がスムーズに膨らむということです。

PEEP はどのくらいに設定するの？

　肺にはおよそ3億個の肺胞がありますが、これらの肺胞が均等に膨らむことが効率よくガス交換をするうえで大事です。とくに全身麻酔中、人工呼吸中は無気肺が発生しやすいため、肺胞を広げておくのに PEEP は有用です。具体的にどのくらいの PEEP をかけるかですが、通常の全身麻酔中は 5 cmH$_2$O 程度が一般的です。ただし、急性呼吸窮迫症候群（ARDS）のように、肺胞が水びたしになることで重度の呼吸不全が起きている場合には、吸入酸素濃度×20 cmH$_2$O 程度（ 例 吸入酸素濃度が 0.7〔70%〕のときは、0.7×20＝14 cmH$_2$O の PEEP）と高めの PEEP を使うことがあります。

PEEP のデメリット

　一方で、PEEP にはデメリットもあります。高い PEEP が循環動態に影響を与えたり、肺にダメージを与えたりする可能性もあります。麻酔科医は、「それぞれの患者さんにとって最適な PEEP はどのくらいだろう」と考えながら、PEEP を含めた人工呼吸器の設定をしています。

参考文献

1）Miller, RD. Miller's Anesthesia. 8ed. Elsevier, 2014, 1773-808.
2）前掲書 1）. 444-72.
3）麻酔科研修ノート. 改訂第 3 版. 稲田英一責任編集. 東京, 診断と治療社, 2018, 428-31.
4）岡本賢太郎. ARDS における最適 PEEP の決定法. Intensivist. 10（3）, 2018, 508-17.

Q 58

分離肺換気についてわかりやすく教えてください。

分離肺換気をする手術を見たことがあるでしょうか？　分離肺換気は、肺や縦郭の手術、食道の手術、胸部大動脈手術の一部などで行われます。肺が膨らんだりしぼんだりしていると手術の邪魔になるから、「手術する側の肺はしぼませて、手術しない側の肺だけを換気しよう」というのが分離肺換気です。分離肺換気を理解するには、分離肺換気で使用するダブルルーメンチューブについて勉強するのが近道です。

まずは気管の解剖を復習……

はじめに、気管分岐部付近の解剖を確認しておきましょう。 図1 を見て

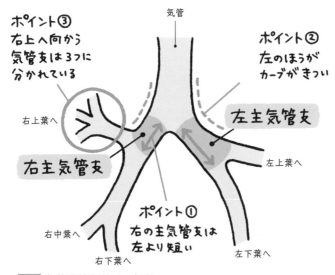

気管

ポイント③
右上へ向かう
気管支は3つに
分かれている

ポイント②
左のほうが
カーブがきつい

右上葉へ

左主気管支

右主気管支

左上葉へ

ポイント①
右の主気管支は
左より短い

右中葉へ

左下葉へ

右下葉へ

図1 気管分岐部付近の解剖

205

ください。ヒトの肺は左右ありますが、左右対称ではないというのが注意点です。

ダブルルーメンチューブのしくみ

次に、ダブルルーメンチューブのしくみを見ておきましょう。図2 を見てください。ダブルルーメンチューブは、左用と右用がありますが、左用のほうがよく使われるので、左用について説明しますね。

「ダブルルーメン」とは、日本語で「2つの内腔」という意味です。つまり、2本のチューブが合わさって、1本のダブルルーメンチューブができているようなイメージです。

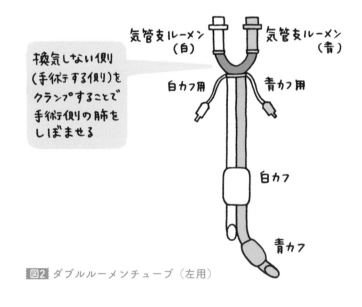

図2 ダブルルーメンチューブ（左用）

どうやって片方の肺だけを換気するか

ダブルルーメンチューブは、気管支ファイバーなどを使用しながら、ちょうどよい位置（図3）に入れます。

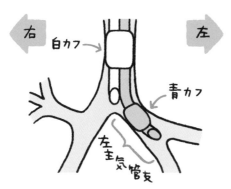

図3 ダブルルーメンチューブの留置位置

このとき、青カフが左主気管支にあることが大事です。気管分岐の曲がりの角度は左のほうがきついため、左に入れたいのに右に入ったりすることがあり、気管支ファイバーでの確認と調整が必要です（右主気管支は左主気管支より短いため、右用のダブルルーメンチューブを使う際は、より繊細な位置調整が必要になります）。

よい位置にあることを確認した後、左肺を換気せずしぼませたい場合は、気管支側（青）をクランプします。すると気管側（白）、つまり右肺のみで換気することができます。気管側（白）だけをクランプすれば、右肺はしぼみ、左肺のみ換気されます。ダブルルーメンチューブチューブが左用でも、左肺でも右肺でも好きなほうの肺だけを換気できます。右用のダブルルーメンチューブの場合も、右の主気管支に挿入することで、左肺でも右肺でも好きなほうの肺だけを換気できます。

ダブルルーメンチューブを挿入する際は、チューブがズレないように押さえたり、気管支ファイバーを入れたり、カフに空気を入れたりと、オペナースのサポートがとても大事です。麻酔科医と息を合わせ、チューブの位置もぴったりと合わせたいですね！

参考文献

1) Miller, RD. Miller's Anesthesia. 8ed. Elsevier, 2014, 1954-76.

アシドーシスとアルカローシスについてわかりやすく教えてください。

まずは pH をチェック！

　このテーマを考えるのにかかせないのが、pH（「ピーエイチ」もしくは「ペーハー」と読みます）です。pH とは酸性か塩基性（アルカリ性）かを表す指標です。動脈血液ガス分析の結果でも、pH がいちばん上に表示されますね。

　ここで1つめのポイント。ヒトの血液（動脈血）は、pH が 7.35 ～ 7.45 という狭い範囲に保たれています。ヒトの身体って繊細ですよね。この値より pH が低くなる（酸性になる）のがアシドーシス、pH が高くなる（塩基性になる）のがアルカローシスです。感覚としては、pH が 7.2 台のアシドーシス、もしくは 7.5 台のアルカローシスになってくると、「かなりアシドーシス / アルカローシスだな……」と感じるレベルです。

$PaCO_2$ が原因ならば呼吸性！

　pH の次に見るのが、動脈二酸化炭素分圧（$PaCO_2$）と血中の重炭酸濃度（$[HCO_3^-]$）です。

　ここで2つめのポイント。pH は $PaCO_2$ と $[HCO_3^-]$ で決まります。正常範囲は、$PaCO_2$ は 35 ～ 45 mmHg、$[HCO_3^-]$ は 22 ～ 26 mEq/L ほどです。二酸化炭素は呼吸によって身体の外に出るので、たくさん呼吸をすると $PaCO_2$ は下がります。$PaCO_2$ が下がると、pH は上がります（呼吸性アルカローシス）。逆に $PaCO_2$ が上がると、pH は下がります（呼吸性アシドーシス）。$PaCO_2$ は呼吸の影響を受けるので、$PaCO_2$ のせいで pH

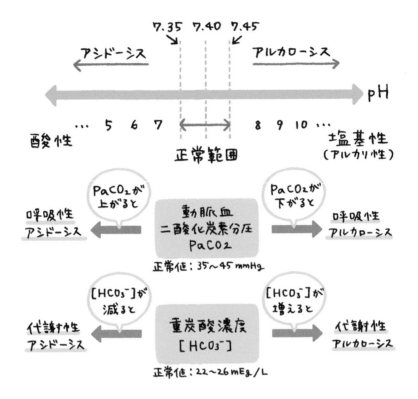

が変わるときを、「呼吸性」アシドーシス / アルカローシスといいます。手術室でみる呼吸性のアシドーシス / アルカローシスに対しては、人工呼吸器の設定を調整して対応することが多いです。

重炭酸が原因ならば代謝性！

　一方、[HCO_3^-] の影響で pH が変わるときは「代謝性」アシドーシス / アルカローシスといいます。HCO_3^- が増えると、pH は上がります（代謝性アルカローシス）。逆に HCO_3^- が減ると、pH は下がります（代謝性アシドーシス）。手術室では、代謝性アシドーシスに出会うことが多いでしょうか。代謝性アシドーシスになる原因としては、ショックや全身性の炎症

による乳酸の上昇、敗血症、ケトアシドーシス、下痢によって HCO_3^- が失われるなど、たくさんあります。代謝性アシドーシスをすぐに改善させるのはむずかしいことが多いですが、アシドーシスがひどくなってくると、カテコラミン（ドパミンやノルアドレナリンなど）も効きにくくなってきます。極端にアシドーシスの場合は、体内で HCO_3 となる炭酸水素ナトリウム（メイロン®）を使用して補正することがあります。どのくらいのアシドーシスでメイロン® を使うかについてはいろいろな意見がありますが、私は pH 7.2 未満を目安にしています。

　アシドーシスとアルカローシス。なかなか理解しにくいテーマだとは思いますが、ここでは基本的なポイントをお話ししました。手術中に動脈血液ガス分析を行った場合は、結果をどう解釈するのか麻酔科医に聞いてみると、アツく教えてくれるかもしれませんよ。

参考文献

1）Marino, PL. "酸塩基平衡障害". ICU ブック. 第 4 版. 稲田英一ほか監訳. 東京, メディカル・サイエンス・インターナショナル, 2015, 477-512.

2）Jaber, S. et al. Sodium bicarbonate therapy for patients with severe metabolic acidaemia in the intensive care unit（BICAR-ICU）: a multicentre, open-label, randomised controlled, phase 3 trial. Lancet. 392（10141）, 2018, 31-40.

3）Marsh, JD. et al. Mechanism of diminished contractile response to catecholamines during acidosis. Am J Physiol. 254（1 Pt 2）, 1988, H20-7.

体位変換時の注意点を教えてください。

「体位を変えるから手を貸してくださーい！」。よく見る光景ですね。手術室で体位変換はよく行われていますが、気をつけるべきポイントがいくつかあります。全身麻酔中は、患者さんはひとことも話すことができないので、無理な体勢になっていても自分で伝えられないのです。ということは、オペ室のスタッフが気づいてあげるしかありません。

ラインが抜けたらたいへん！

1つ目の注意点は、ライントラブルです。全身麻酔の導入後は、気管チューブ、末梢静脈ライン、動脈ライン、尿道カテーテル、胸腔ドレーンなど多くのライン類が患者さんにつながっています。腹臥位になるときに事故抜管が起きてしまうと、すぐに再挿管するのはむずかしく、命にかかわるので、とくに気管チューブの固定はしっかり行います。体位変換時に誤って気管チューブ以外のライン類も抜去されることがないよう、全体をよく見ながら声をかけ合い、患者さんの頭を支えている人（たいてい麻酔科医ですかね）の音頭に合わせて体位を変換しましょう。血圧測定のカフやパルスオキシメータなど、一時的に外すことができるものは外してから体位を変換します。その際は、「パルスオキシメータ、外します！」と声に出して、麻酔科医をはじめ、その場の全員に伝えましょう。

バイタルサインをチェックしよう

2つ目は、体位変換時の循環変動です。仰臥位から腹臥位や座位にする

場合には、とくにバイタルサインの変動が起こりやすく注意が必要です。そのため、バイタルサインが安定していない状態で体位を変換するのは危険です。体位を変える前に、オペナースもちらっとバイタルサインをチェックしておきましょう。

その姿勢でほんとに大丈夫？

　3つ目は、末梢神経障害や皮膚障害に注意することです。無理な姿勢になっていないか、強い力がかかる部分がないかを、体位を作成した後にもう一度チェックしましょう。ポイントは、その姿勢で何時間もいられるか、負担がかからないかをイメージすることです。実際にその姿勢を自分でやってみてもよいでしょう。スポンジなどを利用していかに体位による合併症を減らせるか、ここはオペナースの腕の見せ所です。術前に関節の可動制限や拘縮があることがわかっている場合には、麻酔導入前に体位をとったり、関節可動域を確認したりすることも重要です。

　4つ目に、その体位が保持できるかを確認する必要があります。側臥位はとくに不安定なので、手術中にベッドから転落することがないよう、固定具などをうまく使用します。また、砕石位や腹臥位では体温が下がりやすいので、保温にもひと工夫したいところです。

みんなで左右の確認をもう一度

　そして、体位をとる時点で、手術部位をもう一度確認することです。頭部のポジショニングの時点で左右を間違ってしまい、そのまま左右の間違いに気づかずに手術をしてしまったという事故が存在します。側臥位のときも、左右を間違っていないかもう一度確認しましょう。人間は一度正しいと思い込んでしまうと、なかなかミスに気づくことができません。

体位変換はチームワークの見せ所です。声をかけ合って安全に、そして
スムーズに体位変換を行いましょう。ちなみに皆さんの施設でのかけ声は
「1、2の3！」「1、2、3！」「せーの！」、はたまたユニークなかけ声、
何派でしょうか？

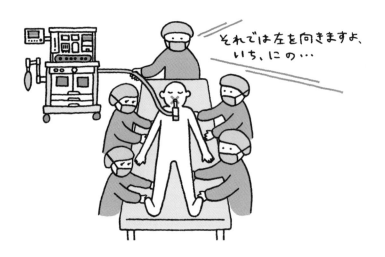

参考文献

1）　日本医療機能評価機構，医療事故情報収集等事業「医療安全情報　No.128」．2017 年 7 月．

Q 61 手術中に体温が下がるのはなぜですか？　看護師はなにをすべきでしょうか？

手術室は体温が下がりやすい！

手術中の体温低下の原因の一つは手術自体の影響です。開腹・開胸手術は身体の深部が室温にさらされるため、体温が下がりやすいのはイメージできると思います。膀胱の手術や関節の手術では冷たい灌流液が体温を下げ、腹腔鏡手術では気腹のガス（二酸化炭素）によっても体温が下がります。

もう一つは周囲の環境による影響です。手術室の室温はたいてい体温よりも低いので、あらわになっている部分から熱が逃げていきます。手術室の空調の影響も受けます。また、患者さんの身体は冷たい手術台に触れているので、そこからも熱がじわじわ奪われていきます。

そして麻酔の影響もあります。麻酔薬は全般的に血管を拡張させます。脊髄くも膜下麻酔や硬膜外麻酔などの区域麻酔も血管を拡張させます。その結果、身体の中枢から末梢に移動した熱は、その後じわじわと奪われ、体温は下がっていきます。

低体温は悪いことばかり

では、低体温はなぜよくないのでしょうか？　1つめは、シバリングが発生しやすくなります。シバリングとは震えのことで、震えることで熱を産生しようという自然な身体のしくみです。麻酔薬の影響もあり、シバリングは麻酔から覚醒したときに発生しやすいのですが、シバリングをすると身体が消費する酸素の量が急激に上昇するので、心臓や呼吸器に合併症がある患者さんでは状態が悪くなることがあります。筋肉が収縮するので、

創の痛みも出るかもしれません。

　さらに、低体温は免疫能を低下させ、術後の感染を増やす可能性があります。また、血小板や凝固因子のはたらきを低下させるため、出血量が増える可能性があります。そして、薬物の代謝が低下し麻酔からの覚醒が悪くなる（覚醒遅延）ことにつながります。

　このように手術中の低体温はぜひ避けたいところです。

実際にどうすればよいの？

　手術中の目標体温ですが、大人では 36.0℃以上は保ちたいところです。小児ではより高く、36.5 〜 37.0℃以上を保つことが必要です。では低体温を防ぐためになにができるでしょうか？　いくつかの対応策を挙げます。

1 室温を上げる

　いちばん簡単な方法です。とくに入室時、麻酔導入時、覚醒時は、室温をある程度上げておくことが重要です。ドレープがかかった後は、患者さんが直接室温にさらされる面積が減るので、ある程度室温を下げることができます。麻酔科医と相談しながら、室温を調整しましょう。あまりに部屋を暖かくしすぎて外科医が暑くて集中できず、手術が長引くのもよくないですからね。汗が術野に落ちるのも問題です。

2 輸液 / 輸血を温める

　大量に輸液 / 輸血をする場合は、とくに重要です。赤血球輸血は 4℃前後で保存されているので、加温しながら投与することが重要です。大量出血したときほど体温低下に注意しましょう。

3 加温装置を使う

　灌流式（温かいお湯が循環するマット）よりは、温風式（暖かい空気で暖める形式）のほうが保温効果は高いです。どちらも併用するとより効果

が得られます。ただし、熱傷にはつねに注意が必要です。加温装置のスイッチを入れるときに、温風が出る部位が直接患者さんに当たっていないかを毎回確実にチェックしましょう。手術が終わった後の移動用ベッドも、電気毛布などを利用して加温しておきましょう。術後のことまで気を配ることができれば、デキるオペナースですね。

4 麻酔前加温

全身麻酔を導入する前から保温することで、麻酔による体温低下を抑制できることが知られています。麻酔導入の準備をしながら、同時に加温することが低体温による合併症の予防につながります。

◆ ◆

体温を保つことは、手術の介助と同様に、手術看護のポイントの一つです。低体温によるデメリットを理解しつつ、それに対応できることが周術期管理に携わるオペナースとして重要です。

シバリングが発生してしまったら

しかし、これらの予防策をとってもシバリングが発生してしまうことがあります。体温がある程度保たれていても起きてしまうこともあります。そんなときは、加温を続けながら、薬剤を使用することがあります。シバリングの治療や予防のためにペチジン、硫酸マグネシウム、フェンタニルなどが使われます。シバリングはできるだけ早く止めたいので、発生してしまった場合もスムーズに対応できるようにしておきましょう。

参考文献

1）日本麻酔科学会・周術期管理チーム委員会編．"体温異常とシバリング"．周術期管理チームテキスト．第3版．2016，631-5．

2）National Institute for Health and Care Excellence．Hypothermia：prevention and management in adults having surgery［CG65］．https://www.nice.org.uk/guidance/cg65（2021.3.2アクセス）．

3）Sessler, DI．Perioperative heat balance．Anesthesiology．92（2），2000，578-96．

Q 62

研修医が麻酔管理をしているときに、いつもと違うことが起きたときはどうしたらよいでしょうか?

多くの研修医が麻酔科研修をする

みなさんの病院にも（初期臨床研修制度の）研修医はいるでしょうか。現在（2020年度時点）の研修制度では麻酔科研修は必須ではないようですが、多くの研修医が麻酔科研修のために手術室に来ます。

それぞれの施設・病院の体制にもよると思いますが、研修医がその手術室に1人で麻酔管理を行う時間帯もあるかもしれません。もちろん上級医がついていますが、田舎の病院では麻酔科医の数が十分ではなく、研修医が戦力になっている現実もあります。

研修医が麻酔管理をしていて、すぐそばに指導医がいないときに、なんらかのイベントが起きたときの対応を考えてみましょう。もちろん起きたイベントにもよります。患者さんの全身状態にすぐに影響するような重大なイベントの場合は、迷わずすぐに上級医をはじめ手術室スタッフを集めて対応する必要があります。ここでいう「重大なイベント」とは、気道関連のトラブル（事故抜管や換気困難など）、突然の大量出血や不整脈、アナフィラキシーなどです。

研修医の考えを聞いてみよう

オペナースが迷うのは、「重大なイベントではないけれども、ちょっと気になる」ようなことが起きた場合でしょう。こういった場合は、まずは研修医に声をかけ、意見を聞いてみるのがよいと思います。「○○ですけど、どうですか?」のような感じでよいでしょう。私が研修医だったころを思

い返してみると、看護師さんの言動にサポートされたことが何回もありました。研修医の多くは、手術室の経験が自分より長いオペナースからいっしょに問題解決にあたろうという姿勢で声をかけられれば、頼もしく感じると思います。

オペナースの経験とカンも大事！

また、「なにか気になるな……」というオペナースのカンというのはとても大事で、危険が少しずつ迫っている予兆かもしれません。研修医もその部屋のその手術の麻酔を担当しているという責任感を持っていますが、オペナースも自分の目線でアセスメントし、必要があれば研修医とともに、気兼ねせず上級医を呼ぶことが大事です。呼ばれた上級医も、「なんでこんなことで呼んだんだ！」なんていう人はいないでしょう。なぜなら、腕のよい麻酔科医は、リスクの芽が小さいうちにすべて摘み取り、大きな事故を起こさないことをつねに心がけているからです。オペナースも研修医も、そして麻酔科医も、迷ったらすぐに応援を呼び、協力しながら問題に対応することが大事です。

参考文献

1）厚生労働省．"実務研修の方略"．医師臨床研修ガイドライン：2020年度版．2020年3月．10-2.

Q 63 心臓外科の手術に入るときに緊張するのですが……

　「心臓外科の手術に入るときに緊張する」というのは、新人のオペナースからよく聞きます。なんとなくピリピリした部屋の空気、物々しい人工心肺、たくさん並んだシリンジポンプ、経食道心エコー、どんどん使用する輸血……。私も、心臓外科の麻酔を担当するようになったはじめのころ、同じような気持ちでした。

緊張する原因は「わからないから」！？

　しかし私の場合、心臓麻酔の経験が少しずつ増えてくるにつれ、以前ほど緊張することはなくなりました。なぜ緊張していたのかを考えてみると、いちばん大きな原因は「知らないから」「わからないから」ではないでしょうか。心臓外科の手術は体外循環（多くの場合は人工心肺ですね）を使用するので、ほかの手術より手順も多く、時間も長くかかり複雑です。オペナースに要求される能力も多岐にわたり、器械出し看護師（直接介助）は複数のカニュレーション関連の道具から繊細な血管吻合の準備など、普段よりも多くの手順がありますし、外回り看護師（間接介助）も輸血の準備や出血カウントなど、多くの仕事があります。

　当然、経験が浅いうちは次に何をすべきか、今どんな状況かを把握するのは簡単ではなく、緊張してしまうのも無理ありません。

ひとつずつ、一歩ずつレベルアップすればよい

　しかし、知らないことに対して緊張したり身構えたりするのは普通の反

応です。問題なのは、適度な緊張
でなく過度に緊張しすぎることで
す。しかし知識や経験が増えるに
つれ、状況が把握でき、次になに
をすればよいのかがわかってくれ
ば、過度の緊張はとれてくると思
います。そして、適度な緊張感と
なれば、オペナースとしてよいパ
フォーマンスができるのではない
でしょうか。

そろそろ人工心肺が終わるから、輸血の準備をしておこう…

　つまり、一つひとつの手術ごとに、なにか一つでも知識と経験を増やす
ことで、徐々にわからないことが減っていき、過度に緊張することはなく
なってくると思います。

チームの一員として元気にいこう！

　もう一つ、新人オペナースに私からできるアドバイス。わからないこと
が多い時期でも、とりあえず大きな声で仕事をすることをおすすめします。
心臓外科医も手術に集中していますし、ときに興奮してしまうことがある
かもしれませんが、そんなときに自分の指示がオペナースに通っているの
かどうかがわからないと、よりストレスを与えます。大きな声で伝えるこ
とは、ほんの少しの勇気はいりますが、すぐにできることです。それに、
声が大きすぎて「おまえは声がデカすぎるんだ！」なんて怒られている状
況を、私は見たことはありません（その逆はたまに見ますが）。

◆　◆

　心臓外科手術は、心臓外科医、麻酔科医、オペナース、人工心肺を回す
技師など多職種が、「患者さんの予後をよくする」という一つの目標に向
かってチームワークを発揮する、やりがいをもっとも感じられる手術の一

つです。心臓外科手術で緊張するのは、麻酔科医にとっても同じです。適度な緊張感で最高のパフォーマンスができ、心臓手術の看護にやりがいや楽しみを感じることができるよう、少しずつレベルアップしていきましょう。

人工心肺についてわかりやすく教えてください。

　人工心肺は、たくさんの管やモニター、ポンプなどが付属していて、とても複雑そうに見えますよね。しかし、とても簡単にいうと、人工心肺のメインの役割は、患者さんの静脈から血液を抜き、酸素化した血液を動脈に返すことです。ここでは、人工心肺を使用するときの流れに沿ってみていきましょう（手術内容や施設によって異なる場合があります）。

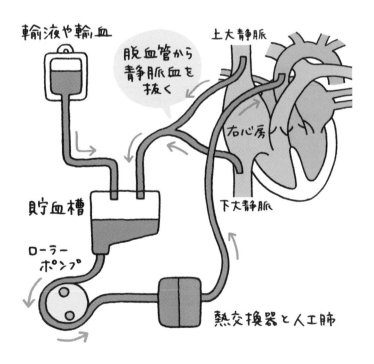

輸液や輸血

脱血管から静脈血を抜く

上大静脈

右心房

下大静脈

貯血槽

ローラーポンプ

熱交換器と人工肺

人工心肺開始までの流れ

1 ヘパリンを投与し血液が固まらないようにする

　人工心肺の回路内で血液が固まらないよう、人工心肺を回す前にヘパリンを入れます。ヘパリンを入れた後は ACT（活性化凝固時間）を測定し、400 秒以上になったことを確認します（Q65 👉 p.229）。

2 送血管、脱血管を入れる

　カニューレを挿入します。施設によって差がありますが、多くの場合で上行大動脈に送血管（動脈に血液を返す管）を、上大静脈（SVC）と下大静脈（IVC）に脱血管（静脈から血液を抜く管）を入れます。送血管は大腿動脈や鎖骨下動脈（SCA）に入れることや、人工血管を立てることもあります。また、脱血管を大腿静脈から入れることがあります。外科医が「femoral から入れるよ」と言ったら、大腿動静脈にカニューレを入れるということです。

　送血管と脱血管が入れば、人工心肺スタートです。ここからは、徐々に患者さんの心臓から人工心肺に循環の主導権が移っていきます。

3 心筋保護のための管を入れる

　心臓を止めるのに忘れてはいけないのが心筋保護液です（CP などといわれます）。冠動脈に直接入れるとき（選択的冠灌流）と、大動脈基部（ルートカニューレ）から入れるときがあります。これらは、順行性冠灌流といいます。右心房を切開して冠静脈洞（心臓の静脈）に入れることもあり、こちらは普段の血液の流れとは逆向きに心筋保護液が流れるので、逆行性冠灌流といいます。心筋保護液がちゃんと入ることが、人工心肺後に再度心臓が動き出すのに重要です。心筋保護液を定期的に投与することで心臓の拍動を止め続け、人工心肺中の心臓を保護します。

　左室にじわじわと血液が返ってきて、心臓が膨らんでくるのを防ぐために、もう1本管を入れておきましょう。右上肺静脈から左室までベントカニューレを入れます。ベントカニューレは、人工心肺中に左心室にたまった血液を抜くときや、人工心肺後の空気を抜くときなどに使われます。

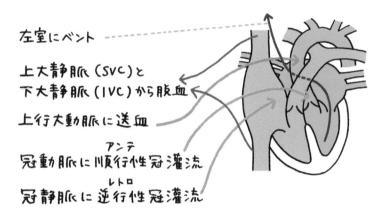

左室にベント

上大静脈（SVC）と
下大静脈（IVC）から脱血

上行大動脈に送血

冠動脈に順行性冠灌流（アンテ）

冠静脈に逆行性冠灌流（レトロ）

　ここまでで、人工心肺に使う管がすべて入りました。どんどん人工心肺に血液を持って行きます。徐々に人工心肺に循環を移行していく間に、体温も下げていきます。体温を下げることで、脳などの臓器を守ることができます。手術の種類や人工心肺の時間によって、目標の体温は変わります。オペナースも、今が体温を保ちたいときなのか、下げたい時間帯なのかを意識することが大事ですね。

5　完全体外循環にする

上大静脈（SVC）と下大静脈（IVC）に入れた脱血管の根元をタニケットで絞めると、すべての血液が人工心肺に流れます。これを完全体外循環（total bypass トータル バイパス）といいます。外科医によっては、「トータルにするよ」などと言いますね。

大動脈がクランプされたら、心筋保護液を一気に投与し、心臓の動きを速やかに止めます。人工心肺を使用している間に、心臓の手術が行われます。

予定の手術が終了し、心臓を閉じた後は、心臓を動かさなくてはいけません。人工心肺から患者さんの心臓に循環の主導権を戻していくことを、人工心肺「離脱」といいます。

人工心肺から離脱するときの流れ

6　常温心筋保護液を流す

この段階までに、冷やしていた体温も元どおりにしておきます。離脱の準備が整ったら、加温した血液心筋保護液を心臓に流すことで、心臓の細胞にエネルギーを補充します。「terminal warm blood cardioplegia ターミナル ウォーム ブラッド カルディオプレジア」などといわれます。私が勤務する病院では、「ウォームレトロ」とよばれています。これが入ると心臓が動き出します。心臓が拍動してきたら、大動脈の遮断を解除（遮断解除、デクランプなどとよばれます）します。心臓の調子が出てくるまでに時間がかかることがあるので、このあたりでペーシングリードを装着します。

7　プロタミンを投与する

人工心肺からの離脱をすすめながら、挿入していた管を抜いていきます。そして離脱が完了したらヘパリンの効果を打ち消すために、プロタミンを

投与します。人工心肺中は血液をサラサラにすることが目標でしたが、ここからは一転、出血を止めることが目標になります。凝固因子の補充のために新鮮凍結血漿（FFP）、血小板補充のために血小板濃厚液（PC）などが使用されることも多いです。

　大まかに人工心肺を使用する際の流れを説明しました。心臓手術は手順が多く複雑で、場合によっては手順も変わりますし、いろいろな用語が手術中に飛び交います。施設による細かい違いもたくさんあります。まずは大事なポイントを理解することで、「今、なにをしている状況か」がわかってくるようになりますよ。

参考文献

1）南茂．"人工心肺"．心臓麻酔ポケットマニュアル．改訂版．野村実ほか編．東京，羊土社，2018，155-215.
2）坪川恒久編．心臓麻酔デビュー．東京，メディカル・サイエンス・インターナショナル，2018，3-30，（LiSAコレクション）.
3）百瀬直樹．"人工心肺操作"．心臓手術の実際 Part 2：外科医が語る術式，麻酔科医が語る心臓麻酔，臨床工学技士が語る体外循環法．許俊鋭ほか監修．東京，学研メディカル秀潤社，2013，26-32.

第5章

デキるオペナースになるために

人工心肺の歴史

　現在では当たり前のように心臓手術で使用されている人工心肺。この人工心肺が開発されたのは 1950 年から 1960 年の間で、今から約 60 〜 70 年前の話です。それより前は心臓の手術は不可能で、心臓を止めて血液を抜き心臓の中を手術するなんてことは、夢の話でした。

　人工心肺の開発初期には、健康な成人が人工心肺の代わりに用いられたこともあります（「交差循環」とよばれていました）。つまり、健康な成人の血管と心臓の手術を受ける小児の血管を接続し、健康な成人が手術中の小児の循環を補うということです。この発想は、妊婦が胎児の血流も担う"胎盤"のようなイメージですね。

　その後、どんどん人工肺やポンプ、人工心肺中の心筋保護法が改良され続け、現在に至っています。人工心肺によって安全に心臓手術ができるようになった背景には、多くの研究者の努力と、失敗と成功の積み重ねがあると思うと、いつも見ている人工心肺がまた違って見えてきませんか？

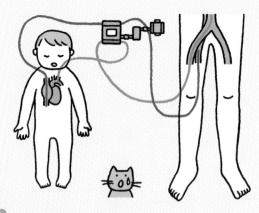

参考文献

1) Gravlee, GP. ほか編, 新見能成監訳. "歴史". 人工心肺：その原理と実際. 東京, メディカル・サイエンス・インターナショナル, 2010, 3-31.

ACTってなんですか?

血液が固まるまでの時間が ACT

人工心肺を使う手術などでヘパリンを使うときに、ACT を測定しますよね。ACT とは、活性化凝固時間（activated clotting time）のことです。ACT の T は時間（time）で、ACT の単位は「秒」です。ACT を測定する装置に血液をセットし、血液が固まるまでの時間を測定します。ACT の正常値は 100〜120 秒程度です。血液がヘパリンによってサラサラになると、血液が固まるまでの時間は長くなるので、ACT は延長します。

手術中の ACT の目安は?

人工心肺のように、ヒトの血管以外のものに血液が触れると、血液は固まりやすくなります。そのため、人工心肺を使用する前にヘパリンを投与し、血液が固まりにくい状態にしてから人工心肺を開始します。人工心肺の回路のなかで血栓ができないようにするためです。人工心肺を使うときの ACT の目安は、（施設や測定する装置による差がありますが）400 秒以上くらいです。ヘパリンを 300 単位 /kg ほど（体重 50 kg の患者さんで 15,000 単位、つまり 15 mL）投与すると、ACT が 500 秒くらいになることが多いです。もちろん個人差があるので、あくまで目安です。また、人工心肺を使用しない心臓手術、たとえば心拍動下冠動脈バイパス術（OPCAB）や大動脈のステント手術などでは、ACT を 200〜250 秒以上で管理します。手術中に定期的に ACT を測定し、ヘパリンの追加を考慮します。

第5章 デキるオペナースになるために

229

ACT はヘパリン以外の影響も受ける

ただし、ACT はヘパリン以外の影響も受けます。低体温や血液の希釈、血小板減少によっても ACT は延長します。しかし、検査室に血液を持って行かなくても、手術室で簡単に血液の凝固の程度をモニタリングできるため、ACT はヘパリンをコントロールする際に一般的に利用されています。

ACT？ APTT？

ちなみに、病棟などでヘパリンを使うときの指標としては、APTT（活性化部分トロンボプラスチン時間）がよく使われています。APTT は検査室で測定します。APTT と ACT の違いですが、APTT は少量のヘパリンの管理に、ACT は人工心肺中など多量のヘパリンを使う際の管理に向いています。

参考文献

1） Gravlee, GP. ほか編. 新見能成監訳. "凝固試験". 人工心肺：その原理と実際. 東京, メディカル・サイエンス・インターナショナル, 2010, 450-62.
2） 山田達也. "血液凝固". 心臓麻酔ポケットマニュアル. 改訂版. 野村実ほか編. 東京, 羊土社, 2018, 146.
3） 冨田優子ほか. "拍動下冠動脈バイパス術（OPCAB）". 前掲書 2）, 301.
4） 佐藤敬太. "大動脈ステント留置術". 前掲書 2）, 345.
5） Finley, A. et al. Review article：heparin sensitivity and resistance：management during cardiopulmonary bypass. Anesth Analg. 116（6）, 2013, 1210-22.
6） 小林隆史ほか. 心拍動下冠動脈バイパス術（OPCAB）の麻酔. 日本臨床麻酔学会誌. 34（3）, 2014, 338-44.

心臓外科手術の人工心肺中に低体温にするのはなぜですか？

人工心肺中は体温を下げる

　心臓手術の際に、低体温にすることを知っていますか？　なんとなく「心外の部屋って寒いよね」と思っている人もいるでしょう。心外の先生が暑がりだから？　違います。施設や手術時間、手術内容によって、どのくらいの温度まで下げるかはやや異なりますが、人工心肺を使う場合はだいたい30℃前半、循環停止が必要となるような大血管手術（たとえば弓部大動脈置換術など）では、25℃程度まで冷却します。では、なぜ低体温にするのでしょうか？　この問題を考えるために、まず人が生きるのに必要なモノはなにかを考えてみましょう。

なぜ体温を下げるのか？

　人が生きていくために必要なモノ……、お金？　友人とか？　まあそれも大切なのですが、いちばん必要なのは酸素です。そして、その酸素を全身の臓器に届けるための血液と、循環が重要ですよね。しかし、心臓や大動脈のような手術で人工心肺を使用すると、やはり通常の循環とは異なる人工的なものなので、各臓器に十分に酸素を届けることが少し不安定になる可能性があります。

　体温を下げると、各臓器（たとえば脳とか腎臓、肝臓とか）が必要とする酸素の量が減ります。イメージとしては、代謝が落ちるので、あまり酸素がなくてもやっていけるみたいなイメージです。冬眠のイメージが近い

231

かもしれません。だいたい体温が10℃下がると代謝や必要な酸素量は1/2から1/3になるといわれています。省エネモードになるわけです。つまり、低体温にすることで、各臓器で

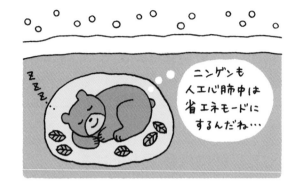

必要な酸素の量が減るので、酸素が足りないことによって起きる合併症を減らすことにつながります。低酸素のダメージをいちばん受けやすいのは脳なので、脳の低酸素血症はぜひ避けたいですね。

低体温による問題は？

　もちろん、低体温によって起こる問題点もあります。血液が濃くなるので、人工心肺中は輸液などで血液を薄めて対応しています。また、血液を固める凝固因子のはたらきも悪くなるので、出血量が増えやすくなります。心臓や大血管の手術では、今が体温を下げる時間帯なのか、正常の体温をキープしたい時間帯なのかを、術者・麻酔科医・臨床工学技士、そして看護師で共有し、安全な手術を達成したいですね。

参考文献

1）Miller, RD. et al. Basics of Anesthesia. 7ed. Elsevier, 2017, 438-44.
2）Gravlee, GP. ほか編. "心臓手術中の体温管理". 人工心肺：その原理と実際. 新見能成監訳. 東京, メディカル・サイエンス・インターナショナル, 2010, 153-69.

帝王切開術のときの注意点を教えてください。

　多くの手術室で、帝王切開が行われているかと思います。私が勤務する病院でも「緊急帝王切開入ったよ」「え、今日３件目!?」のような感じになることがよくあります。帝王切開は、お母さんと赤ちゃんの２人が関与する手術であり、やはりオペナースのはたらきが重要です。産まれてくる赤ちゃんのために部屋を温かくしておくなどは基本ですね。では、帝王切開でのポイントをみていきましょう。

緊急帝王切開は"緊急度"を把握すべし

　緊急の帝王切開が入った場合は、まず緊急度を把握しましょう。どのくらいの緊急度なのか、つまり、一刻を争うのか、30 分または１時間以内くらいに入室できればよいのか、半日以内でよいのかが重要です。帝王切開は、母体だけでなく胎児も関与します。胎児の心音が落ちている場合や、常位胎盤早期剥離（早剥）など、緊急度が高い場合がめずらしくありません。「緊急カイザーは緊急度を把握する！」がポイントです。

赤ちゃんの情報も共有しよう

　そして、緊急帝王切開の場合は、帝王切開になる理由（つまり術前診断）に加え、妊娠何週かも確認し、麻酔科や手術室スタッフに伝達しましょう。妊娠 37 週からが正期産になりますが、37 週未満は早産です。妊娠週数が短い（早産であればあるほど）場合は、児の臓器が肺をはじめ十分に成熟していないため、産まれた後の児のリスクも高くなります。児の蘇生が必

要となる確率も上がるので、適切な準備（小児科への連絡など）が必要です。

帝王切開を全身麻酔で行うときのポイント

　麻酔法について。施設によって麻酔法が異なるかもしれませんが、予定帝王切開の場合、多くは脊髄くも膜下麻酔（＋硬膜外麻酔）でしょう。しかし、超緊急帝王切開（施設によっては「グレードA」とか「レベル1」などとよんでいるかもしれません）では全身麻酔になることがあります。脊髄くも膜下麻酔では、側臥位にして針を刺して麻酔が効くまで、どんなにがんばっても入室から5分はかかるでしょうから、全身麻酔のほうが手術をより早く始めることができるためです。

　全身麻酔で行う帝王切開の注意点ですが、妊婦さんは挿管に関連するトラブルが起きやすいです。そのため、普段より細めの気管チューブ（私は内径6.0 mmを使うことが多いです）を用意し、気道確保の準備が整っているかをしっかり確認することが大事です。また、麻酔薬はある程度、胎児にも効いてしまいます。つまり、胎児が眠って出てくる可能性があるということです。なるべく胎児に麻酔が効かないよう、執刀開始できる準備が整ってから麻酔を導入し、挿管が完了したらすぐに手術を始めてもらいます。児の蘇生を担当する人員の確保も大事です。

　緊急の帝王切開があまりない施設では、いつ来るかわからない超緊急帝王切開に備え、手術室や産科病棟とともに、「緊急帝王切開シミュレーション」を行うことをおすすめします。全身麻酔の薬剤の準備や連絡系統を確認し、問題点が見つかれば対応しておくことは、いざ超緊急帝王切開が入った際、大きなアドバンテージになります。

出血量の情報をこまめに共有しよう

　出血量の把握について。帝王切開は手術が始まると、どんどん状況が変わっていきます。短時間のうちにやらなければいけない仕事が多くオペナースは大忙しですが、出血量の把握を麻酔科医とともにしましょう。羊水も含まれるため出血カウントに誤差が出てきますが、帝王切開で2L以上の出血があった場合はかなり危ない状況です。とくに、脈拍数が収縮期血圧より多い場合は危険が迫ってきています（脈拍数が110回、血圧が90/60 mmHg など）。輸血（赤血球だけでなく、新鮮凍結血漿や血小板も）の確保やマンパワーの確保が必要です。医療が発展した現在においても、出産に関連する母体死亡のいちばんの原因は出血トラブルなのです。

◆　◆

　そして、最後に大事なこと。帝王切開は手術でもありますが、お母さんが妊娠期間を終え、赤ちゃんとの新たな日々を歩む門出となる大事なイベントです。手術室のスタッフ全員で、新たな命の誕生を祝福し、思い出のイベントとなるようにサポートしたいですね。

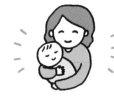

参考文献

1）　日本麻酔科学会ほか．産科危機的出血への対応ガイドライン 2017. https://anesth.or.jp/files/pdf/guideline_Sanka_kiki-p.pdf（2021.3.2 アクセス）.
2）　妊産婦死亡症例検討評価委員会，日本産婦人科医会．母体安全への提言 2019. Vol.10, https://www.jaog.or.jp/wp/wp-content/uploads/2020/09/botai_2019.pdf（2021.3.21 アクセス）.

第**5**章

デキるオペナースになるために

どんなときに麻酔科医としてやりがいを感じますか?

麻酔科医は患者さんの記憶に残らない!?

　患者さんから感謝されたときにやりがいを感じる医師は多いでしょう。そう考えると、麻酔科医は、少し変わった存在かもしれません。というのも、集中治療・ICU、救急診療、ペインクリニックなどで活躍する麻酔科医も多いですが、手術麻酔をメインとしている麻酔科医は、内科や外科の医師と違って患者さんやその家族から感謝されることはかなり少ないと思います。というか、手術が終わったら、患者さんは麻酔科医の存在をたいてい忘れています。

　どちらかといえば、患者さんに覚えられるのは麻酔科にとってよくないことかもしれません。術後痛みもなく落ち着いていれば、患者さんは麻酔科の存在をあまり意識しないでしょう。一方で、術後の痛みが強かったり、麻酔の影響で何度も吐いてしまったりすれば、「つらくないようにしてほしかった!」と悪い意味で覚えられてしまうかもしれません。

仲間とともにはたらく

　私が麻酔科医としてやりがいを感じるのは、外科系の先生方から感謝されたときです。オペナースから、「先生がいてよかった」と言ってもらえたときにもやりがいを感じます。ともにはたらく人たちから感謝されるというのは、とてもうれしく思います。そして、「よし、もっとがんばろう!」とも思います。

もし自分が手術を受けるとしたら……

　「どんな麻酔科医がよい麻酔科医か」と考えると、「どんな手術がよい手術か」につながると思います。もしも自分が手術を受けるとしたら、何事もなく安全に予定どおり手術が終わり、術後もつらい思いをせず、予定どおり退院できるという無難な手術を期待します。リスクが高い手術であっても、手術室にかかわるスタッフの方々と協力して、何事もなく終わったときにもやりがいを感じます。もちろん、なにかハプニングが起きたときに、手術室のスタッフと力を合わせ、よい対応ができたときも、やりがいを感じます。

　何事もなく手術が終わる日々が続き、悪い意味で患者さんの記憶に残らず、ときどきともにはたらく方々から感謝されるような仕事ができたら、やりがいを感じ、今後も麻酔科医としての仕事にやりがいを感じながら続けていけそうな気がしています。

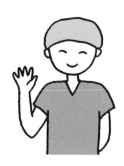

索引

●A-Z & 数字

ABCDE アプローチ　11

ACLS プロバイダーコース
　168

ACT　224, 229

APTT　99, 230

ARDS　203

ATP　76

A ライン　18, 21

BIS　190

BLS プロバイダーコース
　168

B 型肝炎ウイルス　182

Ca^{2+}　104

CO　194

CO_2　31

COPD　175

COVID-19　46, 183

CP　224

CRT　86

CV　24, 105

CVCI　161

CVCO　161

CVP　25

C 型肝炎ウイルス　182

DAM カート　162

FFP　98, 227

Hb　95

HbA1c　172

HBV　182

HCV　182

[HCO_3^-]　209

HIV　182

LAST　132

MEP モニタリング　58

multimodal analgesia
　127

oozing　102

PAC　192

$PaCO_2$　209

PAP　193

PC　103, 227

PEA　166

PEEP　200, 202

pluseless VT　166

PONV　58

PPV　87

PT　99

PVB　140

PVI　87

QRS　75

RBC　95

RSB　142

$ScvO_2$　25

SpO_2　31

SSI　82

$S\bar{v}O_2$　194

SVV　87, 196

TACO　92

TAPB　141

TAP ブロック　141

TCI ポンプ　59

TIVA　57

TOF　187

TRALI　92

TUR-BT　138

Vf　166

β ブロッカー　76

5％グルコース液　78

●あ行

アシドーシス　209

アドレナリン　156

アナフィラキシー
　93, 155

アルカリ性　209

アルカローシス　209

アルブミン　90

アレルギー反応　93

胃管　27

意識下挿管　38

一回換気量　199

一回拍出量　70, 196

ウージング　102

エアロゾル　46

腋窩アプローチ　135

エスモロール　76

エフェドリン　69

塩化ナトリウム　　79
塩基性　　209
横隔神経麻痺　　134
黄色ブドウ球菌　　82
オピオイド　　66
●か行
加圧抜管　　45
カイザー　　233
回収式自己血輸血　　106
覚醒（小児）　　51
覚醒遅延　　216
下肢の神経ブロック　　137
片肺挿管　　50
活性化凝固時間　224, 229
活性化部分トロンボプラスチン時間　　99, 230
合併症（Aライン）　　19
合併症（CV）　　26
合併症（低酸素）　　232
合併症（糖尿病）　　172
合併症（肺動脈カテーテル）　　195, 196
合併症（腕神経叢ブロック）　　134
カプノグラム　　31, 162, 175
カルシウム　　76, 104
換気　　199, 200
観血的動脈圧測定　　18
患者さんの観察（神経ブロック）　　131
患者さんの観察（脊髄くも

膜下麻酔・硬膜外麻酔）　　117
緩徐導入　　37, 49, 54
感染症　　172
完全体外循環　　226
灌流液　　215
気管支挿管　　50
気管挿管　　41
気管分岐部付近の解剖　　205
気胸　　141, 176
危険な不整脈　　165
希釈（薬剤の）　　78
希釈したモルヒネ　　123
気道確保　　11, 161
気道管理アルゴリズム　　161
気腹　　215
逆トレンデレンブルグ位　　39
逆流チェック　　131
逆行性冠灌流　　224
吸引装置　　44
吸引抜管　　45
急性呼吸窮迫症候群　　203
急速導入　　37
急速輸液　　156
吸入酸素濃度　　200
吸入麻酔薬　　54
弓部大動脈置換術　　21, 231
凝固因子　　98

局所麻酔　　124, 144
局所麻酔薬中毒　　132
禁煙指導　　176
緊急外科的気道確保　　163
緊急事態　　150
緊急帝王切開　　233
筋弛緩　　187, 188
区域麻酔　　124
駆血　　14
クローズド・ループ・コミュニケーション　　152
クロスマッチ　　159
経尿道的膀胱腫瘍切除術　　138
経皮的動脈血酸素飽和度　　31
経皮ペーシング　　168
ケタミン　　64
血圧　　70
血液　　231
血液検査　　19
血液透析　　178
結核　　183
血小板　　102
血小板濃厚液　　103, 227
血小板輸血　　102
血小板輸血セット　　102
血糖コントロール　　173
高K血症　　179
効果時間　　114
高カリウム血症　　96
抗菌薬　　82, 83

後脛骨動脈　　　　　　21
交差循環　　　　　　228
交差適合試験　　　　159
交差適合表　　　　　92
膠質液　　　　　　　90
高振幅徐波　　　　　191
喉頭鏡　　　　　35, 40
喉頭痙攣　　　　　　49
高比重　　　　118, 119
抗不整脈薬　　　　　76
硬膜外カテーテル　　120
硬膜外麻酔
　　112, 116, 120, 125
誤嚥　　　　　　　　27
誤嚥性肺炎　　　35, 37
呼気　　　　　　　　31
呼気終末陽圧　　　　202
呼吸機能検査　　　　176
呼吸抑制　　　66, 122
混合静脈血酸素飽和度
　　　　　　　　　194

●さ行
採血　　　　　　　　19
再挿管　　　　　　　43
サクション　　　　　44
鎖骨下アプローチ　　135
鎖骨下静脈　　　　　24
鎖骨上アプローチ　　135
坐骨神経ブロック　　138
作用時間（オピオイド）66
酸性　　　　　　　　209
酸素化　　　　　　　200

自己血　　　　　　　93
自己血輸血　　　93, 106
事故抜管　　　　43, 212
持続投与　　　　　　62
シバリング　　　215, 217
脂肪乳剤　　　　　　133
斜角筋間アプローチ　135
シャント　　　　　　178
重炭酸濃度　　　　　209
手術部位感染　　　　82
出血量　　　　216, 235
術後鎮痛　　　　　　185
術中覚醒　　　　　　190
循環　　　　　　　　231
循環停止　　　　　　21
循環動態　　　　18, 26
循環変動　　　　　　212
順行性冠灌流　　　　224
昇圧薬　　　　　　　69
常位胎盤早期剥離　　233
晶質液　　　　　　　89
上肢の神経ブロック　134
小児の麻酔　　　　　49
静脈麻酔薬　　　　　61
静脈ライン　　　13, 17
職業感染　　　　　　181
除細動器　　　　　　167
新型コロナウイルス感染症
　　　　　　　　46, 183
腎機能　　　　　　　172
心筋保護液　　224, 226
神経損傷　　　　　　14

神経ブロック
　　126, 127, 130
人工呼吸器　　　　　199
人工心肺　　　223, 229
心室細動　　　　　　166
心室性不整脈　　　　75
心静止　　　　　　　166
新鮮凍結血漿　　98, 227
心臓外科手術　　63, 220
心臓手術　　　　　　231
迅速導入　　　　37, 38
心電図　　　　74, 165
浸透圧　　　　　　　78
心拍出量　　70, 194, 196
スタンダードプリコーショ
　　ン　　　　　　181
スリル　　　　　　　179
スローインダクション　54
スワンガンツカテーテル
　　　　　　　　　192
精神面のサポート　　11
生理食塩水　　　78, 79
脊髄くも膜下麻酔　　112,
　　116, 118, 121, 125
赤血球　　　　　　　95
セファゾリン　　　　82
セフメタゾール　　　83
セボフルラン　　　　54
穿刺　　　　　16, 116
全静脈麻酔　　　　　57
全身麻酔（帝王切開）234
喘息　　　　　175, 176

挿管　　　　　　　　　42
送血管　　　　　　　224
足背動脈　　　　　　　21
速効型インスリン　　173
●た行
体位変換　　　　　　212
体温（小児）　　　　　50
体温低下　　　　　　215
体幹の神経ブロック　140
大血管手術　　　　　231
大腿静脈　　　　　　　24
大腿神経ブロック　　137
大腿動脈　　　　　　　21
大動脈基部　　　　　224
大動脈弁狭窄症　　　　18
大量出血　　　　　12, 158
脱血管　　　　　224, 226
タップブロック　　　141
ダブルルーメンチューブ
　　　　　　　　　　205
ダムカート　　　　　162
多様性鎮痛　　　　　127
チアミラール　　　　　62
チームダイナミクス　151
チオペンタール　　　　62
注意点（全身麻酔で行う帝
　王切開）　　　　　234
注意点（チオペンタール／
　チアミラール）　　　62
注射用水　　　　　　　78
中心静脈　　　　　　105
中心静脈圧　　　　25, 26

中心静脈カテーテル　　24
鎮静　　　　　　　　144
鎮静薬　　　　　　　　61
鎮痛作用　　　　　　　66
鎮痛法　　　　　　　128
ティーバ　　　　　　　57
帝王切開　　　　120, 233
低血糖　　　　　　　172
低体温
　　　　　96, 215, 231, 232
ディプリバン　　　　　57
デクスメデトミジン　　65
デスフルラン　　　　　54
デメリット（PEEP）　204
デルマトーム　　　　113
同期性通電　　　　　168
頭高位　　　　　　　　39
橈骨動脈　　　　　　　18
糖尿病　　　　　　　172
等比重マーカイン®　118
動脈血液ガス分析　　209
動脈硬化　　　　172, 178
動脈二酸化炭素分圧　209
動脈ライン　　　　　　18
取り違え　　　　　　184
●な行
内頸静脈　　　　　　　24
ニコランジル　　　　　72
尿量　　　　　　　86, 179
ネオシネジン　　　　　69
脳脊髄液　　　　112, 118
脳分離循環　　　　　　21

ノンテクニカルスキル
　　　　　　　　　　152
●は行
肺水腫　　　　　　　　92
バイタルサイン　86, 212
肺動脈圧　　　　　　193
肺動脈カテーテル　　192
抜管　　　　　　42, 43, 44
針（穿刺針）の持ち方　15
パルスオキシメータ　　31
ピープ　　　　　201, 202
非観血的血圧測定　　　18
ヒト免疫不全ウイルス
　　　　　　　　　　182
皮膚障害　　　　　　213
標準予防策　　　　　181
フィブリノゲン　　　　99
フェンタニル　　66, 121
腹横筋膜面ブロック　141
副作用（オピオイド）　66
副作用（輸血）　　　　93
腹直筋鞘ブロック　　142
不整脈　　　　　　　　74
不適合輸血　　　　　　92
太い血管　　　　　　　24
ブピバカイン　　　　118
フルストマック　　　　37
フロートラック　87, 196
プロタミン　　　　　226
プロトロンビン時間　　99
プロポフォール　　57, 61
分離肺換気　　　　　205

平圧抜管　46
閉鎖神経ブロック　138
閉塞性換気障害　175
ヘパリン　224, 229
ヘモグロビン　95
ベラパミル　76
返血バッグ　107
ベントカニューレ　225
傍脊椎ブロック　140
●ま行
マーカイン®　118
マギール鉗子　28
麻酔法（透析患者）　179
麻酔前加温　217
末梢血管抵抗　70
末梢静脈ライン　12, 14
末梢神経障害　213
麻薬　68, 122
慢性閉塞性肺疾患　175

ミダゾラム　63
脈拍数　235
無脈性心室頻拍　166
無脈性電気活動　166
メリット（吸入麻酔）　60
メリット・デメリット（気管挿管）　35
メリット・デメリット（ラリンジアルマスク）　35
目標体温　216
モルヒネ　121
●や行
輸液　24, 85, 179
輸液ミニチャレンジ　87
輸液ライン　24
輸血　92, 104, 235
輸血関連急性肺障害　92
輸血関連循環過負荷　92
輸血製剤　159

よい血管　14
よい麻酔科医　170, 237
予想出血量　12
●ら行
ライントラブル　212
ラスト　132
ラリンジアルマスク　34
ランジオロール　76
リスク（赤ちゃん）　233
リドカイン　77
留置針　16
輪状甲状靱帯切開　162
輪状軟骨　40
レミフェンタニル　66
レミマゾラム　63
連鎖球菌　82
●わ行
腕神経叢ブロック　134, 135